GERONTOLOGIA – POLÍTICAS PÚBLICAS E INTERVENÇÃO SOCIAL
PREVENÇÃO À SAÚDE E LONGEVIDADE (60+)

Editora Appris Ltda.
1.ª Edição - Copyright© 2025 dos autores
Direitos de Edição Reservados à Editora Appris Ltda.

Nenhuma parte desta obra poderá ser utilizada indevidamente, sem estar de acordo com a Lei nº 9.610/98. Se incorreções forem encontradas, serão de exclusiva responsabilidade de seus organizadores. Foi realizado o Depósito Legal na Fundação Biblioteca Nacional, de acordo com as Leis nᵒˢ 10.994, de 14/12/2004, e 12.192, de 14/01/2010.

Catalogação na Fonte
Elaborado por: Dayanne Leal Souza
Bibliotecária CRB 9/2162

D136g 2025	Dalapossa, Marisa Kasper Gerontologia – políticas públicas e intervenção social: prevenção à saúde e longevidade (60+) / Marisa Kasper Dalapossa. – 1. ed. – Curitiba: Appris, 2025. 137 p. ; 21 cm. – (Multidisciplinaridade em saúde e humanidades). Inclui bibliografia. ISBN 978-65-250-7775-8 1. Idosos – Saúde e higiene. 2. Atividades físicas. 3. Socialização. 4. Política pública - Idosos. I. Título. II. Série. CDD – 362.6

Livro de acordo com a normalização técnica da ABNT

Appris
editorial

Editora e Livraria Appris Ltda.
Av. Manoel Ribas, 2265 – Mercês
Curitiba/PR – CEP: 80810-002
Tel. (41) 3156 - 4731
www.editoraappris.com.br

Printed in Brazil
Impresso no Brasil

Marisa Kasper Dalapossa

GERONTOLOGIA – POLÍTICAS PÚBLICAS E INTERVENÇÃO SOCIAL

PREVENÇÃO À SAÚDE E LONGEVIDADE (60+)

Appris
editora

Curitiba, PR
2025

FICHA TÉCNICA

EDITORIAL
Augusto Coelho
Sara C. de Andrade Coelho

COMITÊ EDITORIAL E CONSULTORIAS
Ana El Achkar (Universo/RJ)
Andréa Barbosa Gouveia (UFPR)
Antonio Evangelista de Souza Netto (PUC-SP)
Belinda Cunha (UFPB)
Délton Winter de Carvalho (FMP)
Edson da Silva (UFVJM)
Eliete Correia dos Santos (UEPB)
Erineu Foerste (Ufes)
Fabiano Santos (UERJ-IESP)
Francinete Fernandes de Sousa (UEPB)
Francisco Carlos Duarte (PUCPR)
Francisco de Assis (Fiam-Faam-SP-Brasil)
Gláucia Figueiredo (UNIPAMPA/ UDELAR)
Jacques de Lima Ferreira (UNOESC)
Jean Carlos Gonçalves (UFPR)
José Wálter Nunes (UnB)

Junia de Vilhena (PUC-RIO)
Lucas Mesquita (UNILA)
Márcia Gonçalves (Unitau)
Maria Margarida de Andrade (Umack)
Marilda A. Behrens (PUCPR)
Marília Andrade Torales Campos (UFPR)
Marli C. de Andrade
Patrícia L. Torres (PUCPR)
Paula Costa Mosca Macedo (UNIFESP)
Ramon Blanco (UNILA)
Roberta Ecleide Kelly (NEPE)
Roque Ismael da Costa Güllich (UFFS)
Sergio Gomes (UFRJ)
Tiago Gagliano Pinto Alberto (PUCPR)
Toni Reis (UP)
Valdomiro de Oliveira (UFPR)

SUPERVISORA EDITORIAL
Renata C. Lopes

PRODUÇÃO EDITORIAL
Maria Eduarda Pereira Paiz

REVISÃO
Stephanie Ferreira Lima

DIAGRAMAÇÃO
Jhonny Alves dos Reis

CAPA
Dani Baum

REVISÃO DE PROVA
Sabrina Costa

COMITÊ CIENTÍFICO DA COLEÇÃO MULTIDISCIPLINARIDADES EM SAÚDE E HUMANIDADES

DIREÇÃO CIENTÍFICA
Dr.ª Márcia Gonçalves (Unitau)

CONSULTORES
Lilian Dias Bernardo (IFRJ)

Taiuani Marquine Raymundo (UFPR)

Tatiana Barcelos Pontes (UNB)

Janaína Doria Líbano Soares (IFRJ)

Rubens Reimao (USP)

Edson Marques (Unioeste)

Maria Cristina Marcucci Ribeiro (Unian-SP)

Maria Helena Zamora (PUC-Rio)

Aidecivaldo Fernandes de Jesus (FEPI)

Zaida Aurora Geraldes (Famerp)

O conteúdo deste livro é original e constitui um reflexo do meu trabalho pessoal como assistente social e mestre em Gerontologia com especialização em Intervenção Social. Esta obra reflete a crítica da autora em relação às políticas públicas ofertadas a nível de município, mas que servem de modelo para outros gestores poderem implantar em seus municípios, fortalecendo o trabalho técnico voltado à melhora da qualidade de vida dos idosos.

"Sejas você em seu mais íntimo saber, busque levar o aprendizado que construíste no decorrer de sua existência multiplicando o que aprendeu, para transformar vidas."

(Marisa Kasper Dalapossa)

AGRADECIMENTOS

A Deus, por me proporcionar perseverança durante toda a minha vida.

Sou grata aos meus pais, Arnaldo e Lourdes, pelo apoio e incentivo que serviram de alicerce para as minhas realizações.

Ao meu esposo, Honorino, e filhos, Kadigea, Karen e Felipe, pelo seu apoio, carinho e por compreenderem minha dedicação ao projeto de pesquisa.

À minha professora orientadora Dra. Clicia Jathay Peixoto, pelas valiosas contribuições dadas durante todo o processo.

Agradeço à Universidade Europea del Atlantico (UNEATLANTICO) e o seu corpo docente que demonstrou estar comprometido com a qualidade e excelência do ensino durante o curso de mestrado em Gerontologia. Se hoje tenho o título de mestre é porque vocês me auxiliaram durante essa longa e árdua caminhada.

Por fim, agradeço aos idosos (60+) participantes deste estudo e aos profissionais do Departamento Municipal da Pessoa Idosa, pela participação na construção deste material.

Agradeço à Gestão das Secretarias Municipais de Assistência Social e de Saúde de Pinhalzinho/SC, por serem compartes durante o período em que levantei os dados necessários para a composição deste livro.

Gratidão a todos/as!

Dedico este livro primeiramente a Deus, por prover-me a força divina para enfrentar obstáculos durante as pesquisas, transformando a minha ansiedade em paz e meu cansaço em renovação.

Dedico, com muito amor, à minha família, esposo, Honorino, filhos, Kadigea Karine, Karen Chaiane e Felipe Gustavo, e à nossa amada neta, Celine. Aos genros, Niomar e Paulo Henrique, e nora Patrícia.

Dedico aos meus pais, Arnaldo e Maria de Lourdes, que me deram a base de uma vida digna.

Dedico também aos idosos do município de Pinhalzinho/SC e aos profissionais da área da saúde e da Assistência Social.

Sem o auxílio de todos, este livro não teria chegado ao seu êxito final.

Gratidão a todos/as!

APRESENTAÇÃO

A autora lança um desafio aos diversos gestores de municípios brasileiros e estrangeiros para (re)pensar o envelhecimento ativo como um paradigma frente às políticas públicas, quando estas são enfraquecidas ou inexistentes perante o Estado e os municípios, se estes não reconhecerem que os principais fatores para uma vida longeva e saudável podem reduzir muito os problemas de saúde pública.

A autora inicia seu livro avaliando a implementação e a eficácia na execução das políticas públicas de prevenção à saúde de idosos (60+) que frequentam o Departamento Municipal da Pessoa Idosa, no município de Pinhalzinho/SC, frente à Atenção Primária em Saúde. Tratou-se de um estudo descritivo do tipo não experimental investigativo misto, no qual foram entrevistados 410 idosos acima de 60 anos de idade que frequentam as ações do Departamento da Pessoa Idosa e 102 profissionais que atuavam na Atenção Primária em Saúde (APS), ou seja, profissionais que trabalham divididos entre as 7 Unidades Básica de Saúde (UBSs).

Os sujeitos da pesquisa foram abordados com questões sobre critérios demográficos, opinião sobre a criação do departamento da pessoa idosa, a relevância e o acesso às atividades ofertadas, período de frequência nas atividades e motivos que levaram os idosos a frequentar e sobre a eficiência/eficácia do serviço prestado como política pública aberta gratuita ofertada pelo município. Aos profissionais da Atenção Primária em Saúde (APS) foram realizadas abordagens sobre o conhecimento que possuem sobre o departamento e suas atividades desenvolvidas, os principais tipos de atividades, os principais motivos de encaminhamentos de idosos 60+ para frequentarem as ações ofertadas e, ainda, sobre a importância de ter esse departamento em funcionamento no município de Pinhalzinho/SC.

Para o tratamento das informações coletadas, utilizou-se a técnica de análise dos questionários estruturados aplicados com representações em tabelas e outros adaptados pela Escala de Lawton (1969), com pontuações para avaliar as atividades da vida diária (AVDs).

A partir da leitura desta publicação, é possível identificar que há um bom nível de autonomia entre os idosos participantes e praticantes de atividades físicas cotidianas e, ao mesmo tempo, diminuindo o grau de dificuldade e dependência dos idosos praticantes.

A autora

LISTA DE ABREVIATURAS

ACS	–	Agente Comunitária de Saúde
AIVDs	–	Atividades Instrumentais da Vida Diária
AMOSC	–	Associação dos Municípios do Oeste de Santa Catarina
ANG	–	Associação Nacional de Gerontologia
APS	–	Atenção Primária em Saúde
AS	–	Agente de Saúde
AVDs	–	Atividades da Vida Diária
BPC	–	Benefício de Prestação Continuada
CAAE	–	Certificado de Apresentação de Apreciação Ética
CadÚnico	–	Cadastro Único
CEAS	–	Conselho Estadual da Assistência Social
CF	–	Constituição Federal
CIT	–	Comissão Intergestores Tripartite
CMAS	–	Conselho Municipal de Assistência Social
CMDPI	–	Conselho Municipal dos Direitos da Pessoa Idosa
CMPI	–	Coordenadoria Municipal da Pessoa Idosa
CMS	–	Conselho Municipal de Saúde
CNAS	–	Conselho Nacional de Assistência Social
CNS	–	Conselho Nacional de Saúde
COHAB	–	Companhia de Habitação Popular
CRAS	–	Centro de Referência da Assistência Social
CREAS	–	Centro de Referência Especializado da Assistência Social
DPI	–	Departamento da Pessoa Idosa

EPI – Estatuto da Pessoa Idosa

ER – Exercícios Resistentes

ESFs – Equipes Saúde da Família

FECAM Federação de Consórcios, Associações de Municípios

FIA – Fundo da Infância e Adolescência

FMAS – Fundo Municipal de Assistência Social

FMI – Fundo Municipal do Idoso

FMPI – Fundo Municipal da Pessoa Idosa

GS – Gerontologia Social

GTI – Grupos Tradicionais de Idosos

IBGE – Instituto Brasileiro de Geografia e Estatística

INSS – Instituto Nacional de Seguro Social

IS – Intervenção Social

LGPD – Lei Geral de Proteção de Dados

LOAS – Lei Orgânica de Assistência Social

MA – Média Aritmética

MDS – Ministério do Desenvolvimento Social e Combate à Fome

NOB/SUAS – Norma Operacional Básica

OMS – Organização Mundial da Saúde

PAIF – Serviço de Proteção e Atendimento Integral à Família

PAS – Plano de Assistência Social

PIB – Produto Interno Bruto

PMAS – Plano Municipal de Assistência Social

PMPI – Política Municipal da Pessoa Idosa

PMS – Plano Municipal de Saúde

PMUM – Plano de Mobilidade Urbana Municipal

PNAD – Pesquisa Nacional por Amostra de Domicílio

PNAS	–	Política Nacional de Assistência Social
PNI	–	Política Nacional da Pessoa Idosa
PNSPI	–	Política Nacional de Saúde da Pessoa Idosa
PSB	–	Proteção Social Básica
PSE	–	Proteção Social Especial
SC	–	Santa Catarina
SECOM	–	Secretaria de Comunicação Social
SMAS	–	Secretaria Municipal de Assistência Social
SMFDS	–	Secretaria Municipal da Família e Desenvolvimento Social
SMS	–	Secretaria Municipal de Saúde
SUAS	–	Sistema Único de Assistência Social
SUS	–	Sistema Único de Saúde
TCLE	–	Termo de Consentimento Livre e Esclarecido
TCP	–	Transporte Público Coletivo
UBSs	–	Unidades Básicas de Saúde
UNEATLANTICO	–	Universidad Europea del Atlántico
UNOCHAPECÓ	–	Universidade Comunitária da Região de Chapecó

SUMÁRIO

INTRODUÇÃO...21

1

MARCO TEÓRICO...25

1.1 ASPECTOS DO ENVELHECIMENTO POPULACIONAL BRASILEIRO,
SEGUNDO DADOS DO INSTITUTO BRASILEIRO DE GEOGRAFIA E
ESTATÍSTICA (IBGE)...29

   1.1.1 Conhecendo o estado de Santa Catarina e suas divisas
geográficas...31

   1.1.2 Envelhecimento populacional segundo dados do IBGE em
Santa Catarina...32

1.2 PROTEÇÃO SOCIAL DE IDOSOS EM DIFERENTES CONTEXTOS:
CONHECENDO OS MODELOS DE PAÍSES SEMELHANTES AO MODELO
BRASILEIRO...35

   1.2.1 Papel do Estado frente à garantia de direitos e acesso a políticas
públicas de proteção social para idosos.............................37

      1.2.1.1 O fortalecimento da política de Assistência Social no Brasil.................39

      1.2.1.2 O fortalecimento da política de Assistência Social nos municípios catarinenses frente ao SUAS: avanços e retrocessos.....................................42

      1.2.1.3 Garantia da manutenção da Assistência Social como política pública nos municípios catarinenses...47

1.3 A IMPORTÂNCIA DAS AÇÕES INTERSETORIAIS E A OFERTA DE
SERVIÇOS PÚBLICOS NA PROTEÇÃO SOCIAL BÁSICA: FORMAS E
MODELOS IMPLEMENTADOS PARA ATENDIMENTO AO PÚBLICO
IDOSO NOS MUNICÍPIOS..50

   1.3.1 Unidades Básicas de Saúde (UBSs) e o atendimento ao público
idoso no âmbito do município de
Pinhalzinho/SC...52

   1.3.2 Como promover prevenção à saúde por meio de programas,
projetos, ações e atividades ao público idoso 60+.................56

1.3.2.1 Conhecendo a dinâmica da Assistência Social no âmbito do município de Pinhalzinho/SC 58

1.3.2.2 Serviço de Proteção Social Básica e o atendimento à pessoa idosa no município 61

2
PERCURSO DA PESQUISA 65

2.1 ESTA OBRA LITERÁRIA FOI EMBASADA EM UM PROJETO DE PESQUISA DE CAMPO 67

2.2 POPULAÇÃO E AMOSTRA 68

2.3 VARIÁVEIS 75

2.4 INSTRUMENTOS DE MEDIÇÃO E TÉCNICAS 78

2.5 PROCEDIMENTOS 80

2.6 ANÁLISE ESTATÍSTICA 89

3
RESULTADOS 93

3.1 ATIVIDADES COM MAIOR FREQUÊNCIA PELOS IDOSOS E POR PERÍODOS 94

3.2 TÉCNICA DE COLETA DE INFORMAÇÕES ATRAVÉS DA ESCALA DE LAWTON – ADAPTADA 96

3.3 GRAU DE RELEVÂNCIA DAS ATIVIDADES OFERTADAS PELO MUNICÍPIO AOS IDOSOS 60+ 102

3.3.1 Opinião dos idosos 60+ sobre as atividades ofertadas............................113

3.3.2 Atenção Primária em Saúde (APS): a importância de se ofertar atividades físicas como meio de prevenção aos idosos 60+............................116

4
DISCUSSÃO 123

5
CONCLUSÕES 129

REFERÊNCIAS 131

INTRODUÇÃO

O envelhecimento é um fenômeno complexo, contínuo, gradual de alterações naturais que começa durante o final da idade adulta e muitas funções corporais começam a declinar gradualmente. Vivenciá-las é conviver com as modificações corporais que ocorrem no processo de envelhecer, como a diminuição da elasticidade da pele, aparecimento de rugas, cabelos brancos, modificações fisiológicas e físicas. Ou seja, para cada pessoa as mudanças físicas, comportamentais e sociais desenvolvem-se em ritmos diferentes, sendo que a idade cronológica representa a retrospectiva e mede apenas o quantitativo de anos que a pessoa já viveu. Assim sendo, todas as pessoas da mesma idade viveram o mesmo número de anos, conforme citado por Nahas (2017). Entretanto, há de se destacar que, no processo de vivências e de envelhecimento ao longo dos anos, consideram-se quatro tipos de idade: a idade cronológica, a idade biológica, a idade psicológica e a idade social.

Nesse sentido, muitas pessoas passam a perceber que a perda da funcionalidade pode estar atribuída a algumas modificações morfofisiológicas que ocorrem no indivíduo durante o processo de envelhecimento, limitando por vezes sua autonomia e consequentemente a independência física, daí a importância de se praticar algum tipo de atividade física que possa melhorar não só o físico (corpo), mas o psicológico (mente), com qualquer movimento corporal, seja com caminhadas, danças, exercícios físicos relaxantes regulares e alimentação equilibrada, pois a prática de atividades físicas é capaz de promover a longevidade.

A literatura aponta a incapacidade funcional como um dos principais componentes que interfere na saúde do idoso e a Organização Mundial da Saúde (OMS, 2024) destaca a década do envelhecimento saudável (2021-2030), sendo como principal estratégia a construção de uma sociedade para todas as idades, consistindo em iniciativas global que reúne os esforços dos governos, da sociedade civil, do setor privado, para melhorar a vida das pessoas idosas, das suas famílias e das suas comunidades. Partindo-se desses aspectos relevantes, é crucial que os governos passem a pensar em ações governamentais e políticas públicas eficientes para garantir os direitos aos idosos estabelecidos no Estatuto da Pessoa Idosa (2003–2024), representado por um importante marco legal que, além dos direitos, visa garantir também a dignidade das pessoas idosas, reconhecendo a sua importância na sociedade.

Considerando-se que as evidências apontadas por inúmeros estudiosos da área do envelhecimento humano na atualidade requerem esforços de todas as parcelas da sociedade com questões primordiais ligadas à saúde da pessoa idosa, ao acesso a serviços e políticas pública de qualidade, à assistência e ao atendimento multiprofissional no cuidado ao idoso, bem como à superação de desafios mais comuns do dia a dia a serem enfrentados para garantir uma vida plena na velhice, não é algo inatingível, e, sim, algo que precisa ter um olhar diferenciado, quando trata-se de proteger e assegurar direitos a essa parcela da população com a eficácia de políticas públicas que promovam saúde e bem-estar.

O município de Pinhalzinho/SC criou e aprovou a Lei Municipal n.º 2.689/20, que tem por finalidade assegurar os direitos sociais dos idosos, criando condições para promover sua autonomia, integração e participação efetiva na sociedade (Art. 1º). Com base na referida lei, o município passa a desenvolver ações específicas para o público 60+ em uma proposta de trabalho interdisciplinar iniciada na prática desde 2022, em espaço próprio, com ações diárias, de cunho preventivo, ligados à saúde e ao bem-estar de idosos 60+, motivando-os a praticarem diversas atividades ofertadas gratuitamente, diretamente associadas à prevenção à saúde e à qualidade de vida, bem como no relacionamento interpessoal e social. Antes de ser dessa forma, por aproximadamente 50 anos, a prática de atendimentos a esse público consistia somente em uma espécie de assessoria a encontros com reuniões sobre festas anuais e pequenas ações descentralizadas em grupos tradicionais de convivência de idosos (17 grupos), cujas diretorias ainda hoje decidem se querem ou não algum tipo de intervenção durante seus encontros habituais, que em alguns grupos permanecem semanais, outros quinzenais ou, ainda, em outros, uma vez ao mês.

Diante da nova modalidade de atendimento implantada, foi necessário identificar os fatores e razões que levaram a equipe técnica e gestão ao planejamento de tal forma de atendimento atualmente ofertado a esse público, com atividades diárias, concentrando o uso dos recursos públicos em um modelo próprio, baseado na prevenção à saúde e à melhora da qualidade de vida dos idosos sedentários, com dinâmicas inovadoras e maior índice de aproveitamento. Isso considera a proximidade do professor/tutor com o aluno idoso, elevando a confiança e a autoestima.

Outro fator importante destacado pela autora e pesquisadora foi de se conhecer no âmbito municipal a realização de uma abordagem com os profissionais das sete Unidades Básicas de Saúde (UBSs) para identificar os possíveis motivos de encaminhamentos de idosos ao Departamento da Pessoa Idosa e se haveria melhora do processo de acompanhamento à saúde de idosos que tiveram esses encaminhamentos para a prática de alguma atividade, por exemplo: pilates, yoga, hidroginástica, atividades físicas descentralizadas (caminhadas orientadas, alongamentos), dentre outros tipos de movimentos que proporcionem bem-estar físico, social e mental, como artesanatos, danças de salão, palestras. Esses fatores são de suma importância para o aumento da disposição, capacidade de movimentar-se e ser mais independente para as atividades da vida diária (AVDs).

Assim sendo, foi necessário promover e organizar em âmbito local uma rede coordenada de serviços com a disponibilidade de recursos e de profissionais capacitados para ajudar os idosos na cobertura de suas diferentes necessidades e no desenvolvimento de suas potencialidades, evitando, assim, o isolamento social e o adoecimento mental.

MARCO TEÓRICO

Envelhecimento ativo e saudável é um tema relevante, atual e que vem sendo muito estudado e discutido, quando se refere ao desenvolvimento de políticas públicas e programas que apresentam potencial de reunir muitos desafios inerentes ao envelhecimento individual de cada pessoa e populacional. Os legisladores precisam ter atenção quanto ao panorama da atualidade e considerar que, além de ter um número maior de pessoas mais velhas circulando, essa população precisa de uma diversidade de fatores que incluem desde uma boa alimentação, seguida de atividades físicas, o que irá contribuir para se chegar à longevidade. Assim sendo, diversos autores destacam o envelhecer sadio e a longevidade como um meio de vida saudável a ser adquirido com a mudança de hábitos diversos.

Segundo alguns estudiosos, o conceito de velhice e envelhecimento veio evoluindo com o passar dos anos. Esse conceito mais evoluído mostra que a postura das pessoas em geral vem sendo substituída pela busca de novos olhares, quando esses termos também são assimilados com a fragilidade dos mais velhos. Ou seja, o envelhecimento, segundo Neri (2014), pode ser categorizado em primário (senescência), secundário (senilidade) e terciário ou terminal.

a. Envelhecimento primário: corresponde ao processo normal e natural do ser humano. Há a redução na agilidade, capacidade de mobilidade e cognição, culminando com a capacidade de adaptação, aparecimento de cabelos brancos, flacidez nos músculos e perdas sensoriais (Neri, 2014, p. 136).

b. Envelhecimento secundário ou patológico: caracterizado por alterações decorrentes de patologias associadas ao próprio processo de envelhecimento (Neri, 2014, p. 136).

c. Envelhecimento terciário ou terminal: corresponde pelo período marcado pelo declínio terminal de perdas cognitivas e físicas convergindo para a morte. Traz uma somatória dos efeitos do envelhecimento relacionado às doenças, tais como depressão, solidão, perda de identidade, de autonomia e perdas cognitivas (Neri, 2014, p. 136).

A autora reforça ainda que, dentro do universo conceitual de envelhecimento, busca-se enfatizar o aspecto sociológico, uma vez que, debaixo do entendimento que o ser humano é um ser social, o tempo e a idade não são da mesma ordem. A idade nada mais é que a sucessão dos anos, uma progressão inelutável, com a consequente sanção social que a impõe.

Dentro dessa perspectiva de engajamento de estudos diversos sobre o tema, a pesquisadora Anita Liberalesso Neri (2018) destaca o envelhecimento como:

> Não existe uma definição única para a velhice bem sucedida, dada a sua heterogeneidade, vista como fenômeno não só biológico, mas também construído socialmente. Este conceito veio evoluindo de maneira não mais exclusivamente funcional nas pessoas, mas também de acordo com as suas fraquezas e fragilidades que também foi sendo substituída pela coragem de mudança de postura o que os levou a tempo a buscar mudar hábitos que antes eram deixados de lado, como melhorar a alimentação e a busca por atividades físicas. (Neri, 2018, s/p).

Diversos países têm desenvolvido programas de atenção à saúde das pessoas idosas, sobretudo no combate ao sedentarismo, em decorrência do grande volume de benefícios que as atividades físicas proporcionam à saúde, não só dos mais velhos, mas a longevidade da população em geral. Com isso, constituir um elemento fundamental para o alcance de resultados positivos e traçar objetivos comuns na tentativa de melhorar a saúde física, social e mental de toda a população é algo extremamente necessário. Além dessas variantes, de ordem individual ou grupal, é possível a criação de elementos que venham a fortalecer as políticas públicas de conscientização, motivação e habilidades necessárias para mudanças de hábitos com ambientes propícios, a fim de estimular redes sociais de apoio e incentivo.

Como mencionado por Nahas (2017, p. 202) em seus estudos acerca de sua pesquisa em atividades física e saúde: "o desafio que se apresenta é o da articulação efetiva das áreas de educação, lazer e saúde, buscando desenvolver programas e ações intersetoriais que visem à qualidade de vida do trabalhador e de seus familiares". Para isso, não há necessidade de novas estruturas organizacionais ou que as áreas tradicionais percam suas especificidades. Ou seja, "diferentes e importantes autores destacam que a capacidade funcional dos seres humanos vem sendo apontada na literatura como um dos principais componentes da saúde, estabelecendo um novo paradigma de saúde para a população que envelhece, como destaca Brito, Menezes e Olinda" (2016, p. 23).

Considerando que a capacidade funcional em idosos já se diferencia por ser pessoa muitas vezes com a saúde e corpo frágil, é importante que os idosos não se sintam culpabilizados por não se inserirem em políticas públicas voltadas a esse público, quando essas existirem, pois muitos ainda não se sentem incluídos socialmente. Entretanto, no levantamento deste estudo, aborda--se aspectos significativos que alertam as autoridades que promovem políticas públicas voltadas ao público idoso, visando o enfrentamento dessas expressões da questão social dentro e fora das instituições públicas ou privadas, que por muitas vezes ficam silenciadas no âmbito social e pelos próprios idosos, às vezes por desconhecerem seus direitos. Segundo Souza, "promover um envelhecimento saudável, ativo e seguro torna-se então um objetivo urgente, tendo em vista a mudança no perfil desta população e suas demandas. Desta forma, um desafio a ser enfrentado pela sociedade no âmbito econômico, político, demográfico e social, torna-se urgente" (2021, p. 19).

Sob essa perspectiva, cabe reforçar que, dentro de uma gestão democrática de direitos, o Estado, sendo o regulador das políticas públicas brasileiras, tem o dever de promover e financiar ações de cunho saudável e proteger sua população idosa, cujos objetivos principais devem estar amplamente assegurados, conforme as legislações brasileiras já determinam, dando aporte aos mais frágeis e vulneráveis, que são os idosos. No entanto, mesmo com o amparo legal em leis e na visão dos brasileiros em geral, falta muito ainda a ser implementado na prática com os diversos atores que permeiam entre os diversos setores administrativos governamentais.

Ao nos referirmos sobre políticas públicas como um conjunto de normas e práticas que são implementadas por diversos atores públicos (políticos, profissionais de carreira) que devem trazer resultados efetivos de ações e atividades com investimentos pelo poder público no atendimento da população com mudanças que podem afetar a todos os cidadãos, englobando-se aqui os campos da saúde, educação, meio ambiente e demais serviços públicos, estamos, sim, atendendo as necessidades dos cidadãos com medidas importantes dentro das administrações públicas, principalmente quando a parcela mais afetada e em crescimento são idosos.

Contudo, torna-se muito relevante avaliar os dados apresentados pelo Instituto Brasileiro de Geografia e Estatística (IBGE, 2023), quando este apresenta aspectos do envelhecimento populacional brasileiro e quando a parcela populacional idosa é a que mais cresce na atualidade, pois Santa Catarina traz essa marca de estado brasileiro como melhor lugar para se envelhecer, também apontado como estado que sabe acolher os seus habitantes idosos, quando o assunto é qualidade de vida. Para fortalecer o papel do Estado frente à garantia de direitos de acesso a políticas públicas eficazes, também se torna necessário garantir o direito de acesso aos 60+, como prevê o Estatuto da Pessoa Idosa (Lei n.º 10.741/03), o qual estabelece, em seu Art. 10, ser obrigação do Estado e da sociedade assegurar à pessoa idosa a liberdade, o respeito, a dignidade, como pessoa humana e sujeito de direitos civis, políticos, individuais e sociais, garantidos na Constituição e nas leis (redação dada pela Lei n.º 14.423, de 2022).

Desse modo, fortalecer as políticas públicas brasileiras são premissas que refletem a organização do Estado e dos municípios catarinenses, a partir das recomendações estabelecidas nas conferências de Assistência Social que geralmente pontuam o direito do povo, o financiamento público e o fortalecimento da relação democrática entre Estado, municípios e sociedade civil. Não por acaso, as conferências são conhecidas como "a casa do povo"' pelo seu formato diferenciado que garante um amplo espaço democrático de discussão e deliberação de propostas, que muitas vezes, embora já tenham sido deliberadas, retornam às pautas novamente, sempre na garantia e na defesa do cidadão, em especial crianças e idosos, como mencionado pelo Conselho Estadual da Assistência Social (CEAS, 2019).

As conferências representam muitas vezes os avanços conquistados e a ampliação dos direitos dos cidadãos como conquista e não como favores, porém ainda há questões que retrocedem a consolidação de direitos que já estão garantidos, como previstos na Lei Orgânica de Assistência Social (LOAS, 1993). Data vênia, nem sempre se consegue avançar, pois ainda há muitos retrocessos, quando o tema requer financiamento público para operacionalizar ações públicas.

1.1 ASPECTOS DO ENVELHECIMENTO POPULACIONAL BRASILEIRO, SEGUNDO DADOS DO INSTITUTO BRASILEIRO DE GEOGRAFIA E ESTATÍSTICA (IBGE)

Com base nos dados do Censo Demográfico (IBGE, 2023), as pessoas idosas fazem parte de um grupo populacional que está crescendo em todo o mundo, devido a avanços significativos na medicina e ao aumento da expectativa de vida. Com esse marco etário, é crucial que os governantes definam quais as melhores estratégias de políticas públicas devem ser implementadas a essa parcela da população, visto as particularidades e desafios que acompanham o processo de envelhecimento. Assim, segundo a apuração atual do Censo Demográfico Brasileiro, é possível identificar que no Brasil há cerca de 32.113.490 pessoas idosas, o que representa um acréscimo de 56,0% em relação ao último censo realizado no ano de 2010. Dessa população, um total de 17.887.737 (55,7%) eram mulheres e 14.225.753 (44,3%) eram homens. Cabe ressaltar a importância da relevância desses dados para o Brasil e para o mundo.

Em 1980, o Brasil tinha cerca de 6,1% da população com 60 anos ou mais de idade e em 2022, esse grupo etário representa 15,8% da população total, ou seja, um crescimento de 46,6% em relação ao Censo Demográfico de 2010, quando representava 10,8% da população. Na Figura 1, é possível verificar o acelerado crescimento populacional a partir de 60 anos de idade.

Figura 1 – População total e variação do total populacional por grupos etários acima de 60 anos de idade

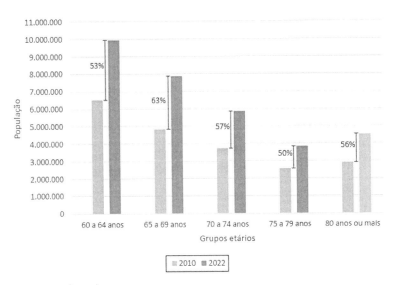

Fonte: IBGE (2023)

No Brasil, esse índice cresce gradualmente em diferentes estados e municípios, porém isso está relacionado à redução da população de 0 a 14 anos e o inchaço da população mais idosa. Até 2030, o Brasil terá a quinta população mais idosa do mundo, segundo apontam dados do Ministério da Saúde. Diante desses números alarmantes, é imprescindível que o governo brasileiro pense em políticas públicas que atendam de forma adequada e eficaz essa parcela significativa da população, que enfrenta como maior problema a sensibilidade dos governantes em organizar e ofertar serviços adequados a esse público.

1.1.1 Conhecendo o estado de Santa Catarina e suas divisas geográficas

O Brasil é uma República Federativa organizada política e administrativamente em Estados, Municípios e Distritos, com uma divisão governamental, sendo nas esferas federal, estadual e municipal, divididos em 26 estados. Santa Catarina é um estado da região Sul, possui a capital Florianópolis, que engloba com outros 295 municípios em uma área territorial de 95.737,954 km² e faz limite com Paraná, Rio Grande do Sul, Oceano Atlântico e com a província argentina de Misiones, como observado na Figura 2. Estado hospitaleiro, Santa Catarina tem sua origem na cultura e na diversidade de etnias, dentre elas, a presença dos portugueses (açorianos e madeirenses), alemães e italianos. É famosa pelas festas como a Oktoberfest, de Blumenau, sendo esta uma versão brasileira da Oktoberfest da cidade alemã de Munique.

O estado catarinense é dividido em oito regiões, sendo: Litoral, Nordeste, Planalto Norte, Vale do Itajaí, Planalto Serrano, Sul, Meio-Oeste e Oeste Catarinense. É considerado o quinto estado mais rico do Brasil por ter um setor industrial muito forte na produção têxtil, cerâmica e metalmecânica. A cultura catarinense atrai muito lucro e empregabilidade e as exportações e o agronegócio são responsáveis pela geração de 70% dos embarques internacionais, o que gera uma receita superior a 5,7 bilhões de dólares, com um produto interno bruto (PIB) de mais 428,6 bilhões, em 2021. Isso mantém o estado na quarta posição, com participação forte na economia nacional, e sexto maior PIB no país (PIB [...], 2023).

Pertencente à região Sul do Brasil, o estado catarinense possui limites ao norte com o estado do Paraná, ao sul com o Rio Grande do Sul, à leste com o Oceano Atlântico e a oeste com a Província Argentina de Missiones, como visualiza-se na Figura 2.

Figura 2 – Mapa estadual de Santa Catarina e divisas do continente catarinense

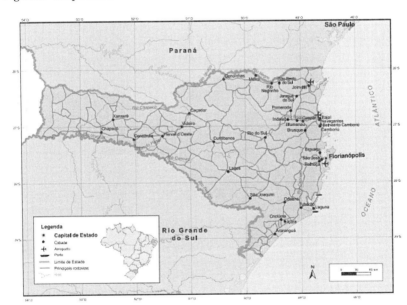

Fonte: IBGE (2023)

1.1.2 Envelhecimento populacional segundo dados do IBGE em Santa Catarina

Conforme os dados do Instituto Brasileiro de Geografia e Estatística (IBGE, 2023), o índice de envelhecimento é um indicador que considera parâmetros de idade e, por meio dele, é possível se verificar dados importantes. Em Santa Catarina, a população mais velha aparece atualmente entre 1 em cada 10 moradores com 65 anos ou mais e, em relação aos centenários, esse crescimento também é expressivo. Atualmente, no estado 37,8 mil pessoas são centenárias, ou seja, 67% mais que no levantamento anterior do mesmo instituto (IBGE, 2010).

Dos 295 municípios catarinenses, 171 deles têm pelo menos um morador com mais de 100 anos de idade (57,96%). Ainda, conforme IBGE (2023), recentemente, tem-se divulgado dados com ênfase no número de brasileiros por idade e sexo, cujo conjunto de informações observa-se o franco envelhecimento da população brasileira, ou seja, aumento da idade média dos brasileiros, do índice de envelhecimento (número de idosos para cada criança de 0 a 14 anos), do número absoluto de pessoas idosas e o percentual de idosos em relação à população total do país (203.062.512). Além disso, os dados apontam claramente o processo de longevidade, com significativo aumento de pessoas com 80 anos ou mais e, em contrapartida, a diminuição de nascimentos e o número de pessoas centenárias bem expressivo, de 37.814 no Brasil e em Santa Catarina esse número é de 667 pessoas.

Destaca-se em solo catarinense uma das entidades que está preocupada com essa parcela crescente da população idosa catarinense, a Associação Nacional de Gerontologia (ANG, 2024), de Santa Catarina, sendo uma entidade técnico científica de âmbito estadual com finalidade precípua de contribuir para a melhoria das condições de vida da população idosa brasileira, reforçando-se a necessidade de mais atenção ao crescente e rápido envelhecimento populacional e suas consequências, no que concerne às políticas públicas. É importante destacar que somente em Santa Catarina 1.184.393 pessoas têm 60 anos ou mais, o que equivale a 17,06% da população do estado. E, falando-se especificamente de Pinhalzinho/SC, cidade localizada no oeste catarinense, segundo dados do IBGE (2023), apresenta-se uma população de 21.972 pessoas, um aumento no crescimento populacional de 34,42%, em comparação ao Censo Demográfico de 2010.

Destaque para a população idosa pinhalense que apresenta na atualidade 3.099 pessoas com 60 anos ou mais de idade e destes 1.407 são idosos do sexo masculino e 1.692 são idosas do sexo feminino (IBGE, 2023). Porém, ainda em referência a essa população no município de Pinhalzinho/SC, esse parâmetro se altera em relação aos dados que a gestão da saúde apresenta, em relação ao número de idosos que circulam no município, pelo levantamento realizado pelas agentes de saúde, profissionais que atuam na Secretaria Municipal de Saúde e realizam visitas domiciliares mensais, identificando até o mês de março de 2024 um total de 3.445 pessoas com 60 anos ou mais residentes no município (Pinhalzinho, 2024). Daí a importância de se dar ênfase à legislação de amparo aos idosos, Estatuto da Pessoa Idosa (Lei 10.741/03) (Brasil, 2003), destacando que, entre os direitos fundamentais dos idosos 60+, especificamente no Art. 9º, "é obrigação do Estado, garantir à pessoa idosa a proteção à vida e à saúde, mediante efetivação de políticas públicas que permitam um envelhecimento saudável e em condições de dignidade". Além disso, o Estatuto da Pessoa Idosa em seu Art. 2º reitera os princípios constitucionais e garante aos idosos 60+ a proteção do Estado. Vejamos:

> Os idosos gozam de todos os direitos fundamentais inerentes à pessoa humana, sem prejuízo da proteção integral assegurando-lhe, por lei ou por outros meios, todas as oportunidades e facilidades, para preservação de sua saúde física e mental e seu aperfeiçoamento moral, intelectual, espiritual e social, em condições de liberdade e dignidade. (Brasil, 2003, Art. 2).

Por fim, é importante destacar que são necessárias medidas públicas que promovam, além de qualidade de vida aos idosos, a sua autonomia e segurança, boa saúde física, mental e social, mobilidade e livre acesso a políticas públicas diversas.

1.2 PROTEÇÃO SOCIAL DE IDOSOS EM DIFERENTES CONTEXTOS: CONHECENDO OS MODELOS DE PAÍSES SEMELHANTES AO MODELO BRASILEIRO

Recentemente, no Brasil, foi publicado pelo jornal *Estadão* (Hermsdorf; Heemann, [2015?]) dados de países que passaram a adaptar um sistema de saúde mais rápido, quando se trata de população idosa. É o caso dos países latino-americanos, quando o cuidado e prevenção são realizados ainda na vida adulta. Destaque para Chile e Holanda que têm encontrado resultados promissores, quando se trata de saúde pública. Considerado o melhor país sul--americano em qualidade de serviços de saúde referenciados pela revista britânica *The Lancet*, o Chile decidiu concentrar esforços na prevenção precoce e diagnóstico de doenças associadas à idade, ou seja, 88% dos idosos usam serviços público no país, o que levou o governo a transformar algumas prioridades no atendimento a esse público.

Em 2011, o governo do Chile lança o Programa Nacional para a Saúde dos Idosos para cuidar dos cidadãos chilenos antes mesmo de eles chegarem à terceira idade. Os resultados desse programa ajudaram o país a criar um plano de atenção integral para cada pessoa. Nos últimos anos, o país aumenta significativamente os gastos com saúde, investindo cerca de US$ 1.700 por pessoa em 2015. O projeto que inclui iniciativas para melhorar a saúde de idosos, principalmente aqueles que possuem deficiências funcionais, o governo auxilia provendo locais onde recebem assistência para realizar atividades triviais e cuidar da alimentação.

Outro sistema eleito como o melhor da Europa pela sexta vez é o Sistema de Saúde da Holanda. Bem diferente da que os holandeses viviam no ano 2000, pois teve um grande salto de qualidade no atendimento, a partir do ano de 2006, quando o governo holandês tomou a decisão de transformar o sistema em uma parceria público — privada, oferecendo planos de saúde à população, sendo o poder público regulador e fiscalizados das empresas conveniadas, garantindo o acesso aos serviços com qualidade. Os holandeses pagam em média US$ 114 mensais pelo plano, ajustado de acordo com o salário da pessoa idosa. Ou seja, quem ganha menos, geralmente os idosos, pode ter até 90% subsidiado pelo governo. Com isso, na atualidade, a Holanda gasta em média aproximadamente US$ 5.200 anuais por pessoa no sistema de saúde pública. O país também desenvolve projeto específicos para a terceira idade, como o Projeto Cuidado de Bairro, que leva enfermeiros às localidades onde os idosos vivem, facilitando o acompanhamento à saúde, sem precisar se deslocar a hospitais com frequência.

Outro programa governamental de conceito parecido, voltado a manter a autonomia dos idosos, está na chamada Vila da Demência, que é formada por condomínios adaptados, onde as pessoas com algum tipo de doença degenerativa podem realizar com mais tranquilidade atividades cotidianas, como ir ao supermercado, por exemplo. Já no patamar brasileiro, em comparação ao Chile, o Brasil apresenta uma taxa maior de informalidades laborais, desigualdades socioeconômicas, expectativa de vida mais baixa e heterogênea entre diversos grupos sociais, o que deveria ser levado em consideração, quando se trata de reforma da previdência para se consolidar um sistema que ofereça proteção efetiva na velhice. Isso requer considerar o quadro social do país para pensar políticas públicas integradas, de modo a não correr o risco de voltarmos para trás, trazendo principalmente para a população idosa futura uma vida de insegurança financeira, quando mais se precisa de cuidados referentes à sua saúde na velhice (Vianna, 2017).

Mas como se garantir esses direitos sociais? No Brasil, o governo brasileiro com a Carta Magna de 1988 ressalta, na seção IV, Assistência Social, "V – A garantia de um salário mínimo de benefício mensal à pessoa portadora de deficiência e ao idoso que comprovem não possuir meios de prover a própria manutenção ou de tê-la provida por sua família, conforme dispuser a lei" (Brasil, [1988] 2024, art. 203, p. 114).

Seguindo ainda os parâmetros da Carta Magna de 88, em referência à Assistência Social, no artigo 204 cita: "As ações governamentais na área da Assistência Social serão realizadas com recursos do orçamento da seguridade social previstos no Art. 195, além de outras fontes organizadas com base em diretrizes: [...]" (Brasil, [1988] 2024, art. 204, p. 114)".

Com isso, pode-se verificar que, nos demais países, assim como no Brasil, é o Estado (governo) que rege a forma de amparo legal previdenciário para pensões e aposentadorias na velhice. Dessa forma, garante aos que não tiveram, por algum motivo, meios de pagar o Instituto Nacional de Seguro Social (INSS), a chamada previdência social, o Estado garante um meio de sobrevivência, porém sabe-se que altos custos de vida e encarecimento de medicamentos, artigos mais utilizados pelos idosos e muitas vezes não encontrados disponíveis nas Unidades de Saúde do Governo (farmácia básica). acabam fragilizando ainda mais a saúde física, social e mental dos idosos.

Contudo, no Brasil, ainda se tem outras legislações a saber que dão amparo e acesso a outras formas de se garantir uma vida mais digna, com saúde e meios adequados de atingir uma longevidade, com mais dignidade e acesso a outros serviços que podem ser implementados nas políticas públicas federais, estaduais e municipais direcionadas à inclusão social e ao respeito e à valorização daqueles que um dia foram jovens.

1.2.1 Papel do Estado frente à garantia de direitos e acesso a políticas públicas de proteção social para idosos

Quando se fala no papel do Estado no comprometimento de políticas públicas voltadas à população, é importante frisar que aqui no Brasil, no ano de 2010, promulga-se a Política Nacional da Pessoa Idosa (PNI, 2010), também regulamentada pelo Decreto n.º 9.921/19, de 18 de julho de 2019, a qual consolida atos normativos pelo Poder Executivo federal, que dispõem sobre a temática da pessoa idosa e considera idosa a pessoa com 60 anos ou mais de idade. Trata-se de um processo de regulamentação que deveria responder às demandas e às necessidades especificamente das pessoas mais velhas, mas, embora a legislação reforce o compromisso do Estado quanto aos cuidados dessa parcela da população, a prática ainda é insatisfatória, pois a atenção primaria em saúde apontam para a inespecificidade da atenção ao idoso, o que impacta em seu bem-estar. Para a população idosa, a saúde não se restringe apenas ao controle e à prevenção de agravos de doenças crônicas, mas também à interação entre saúde física e mental e a independência financeira, a capacidade funcional e o suporte social.

Do ponto de vista da normatização legal, o envelhecimento é protegido por lei no Brasil. Contudo, mesmo havendo diretrizes a serem seguidas, suas implementações na prática ainda são falhas e muitas vezes não são realizadas de forma concreta em sua plenitude. Diante disso, cabe aos poderes públicos (municipal, estadual e federal) focalizar políticas públicas que integralizem ações que promovam um envelhecimento ativo e saudável, estimulem ações intersetoriais com vista a atenção aos 60+, implante serviços com a garantia de ser de qualidade e com recursos suficientes para acompanhamento com profissionais capacitados e fortaleça a participação social desse público. Embora a legislação vigente relativa aos cuidados das pessoas idosas esteja bastante avançada, na prática ainda é insipiente.

No Brasil, a reorganização da Política Nacional de Assistência Social (Brasil, 2009) prevê a inserção, prevenção, promoção e proteção de quem necessita acessar os serviços e benefícios com suas proposições em um conjunto de políticas públicas sociais que visam em âmbito nacional para além de somente combater a pobreza e a miséria, mas de inclusão social, em todos os seus níveis de proteção, seja na Proteção Social Básica, de média ou de alta complexidade.

É importante pontuar que a ampliação de direitos no âmbito da Assistência Social se faz acompanhada de uma correspondente concepção ampliada de políticas públicas que se multiplicam pelo princípio da equidade ou por segmentos sociais que se articulam entre poder público e sociedade com ações focalizadas a públicos específicos.

Ou seja, priorizar grupos que já são considerados prioritários, como idosos 60+, e buscar fortalecer as ações e serviços com articulação intragovernamental e intergovernamental com parcerias com outras políticas públicas, com outros níveis de governo e com a sociedade.

Com isso, reforçamos o que está escrito na Política Nacional do Idoso (Brasil, 2010), atualizada, ao referir que o Estado não deve se omitir frente a suas responsabilidades para esse público que cresce aceleradamente (idosos). Diga-se de passagem, que o processo de envelhecimento populacional diz respeito à sociedade em geral, porém é de competência dos governantes criar e gerenciar políticas públicas focalizadas nos idosos 60+. Entretanto, há sempre um desgaste frente às dificuldades ao implementar tais políticas públicas, por falta de recursos, deixando o sistema como um todo frágil, considerando que para cada tipo de serviço a ser implementado, há diferentes realidades e necessidades para se definir estratégias e operacionalidade do sistema como um todo.

Embora no Brasil as demandas que se referem à população idosa vêm sendo olhadas de forma cautelosa, ainda há falhas quando se trata de garantir direitos fundamentais a essa parcela da população, a qual conhece seus direitos, porém não consegue muitas vezes acessá-los na prática, pois cada órgão setorial governamental define seus recursos e prioridades, quando da execução de políticas públicas entre as três esferas de governo, federal, estadual e municipal. Assim sendo, tanto o Estado quanto a sociedade e a família do idoso são responsáveis em garantir o acesso a seus direitos e participação social, bem como defender sua dignidade, seu bem-estar e seu direito à vida com ações preventivas, proporcionando melhor qualidade de vida na velhice.

1.2.1.1 O fortalecimento da política de Assistência Social no Brasil

Na década de 90, a política de Assistência Social brasileira passou a ser um divisor de águas na vida dos brasileiros, com a aprovação da Lei Orgânica da Assistência Social (LOAS), mais precisamente no ano de 1993, a Lei 8.742/93, a qual passa a designar a organização da Assistência Social em nosso país com o objetivo de garantir uma política de proteção a quem necessita, podendo ser vista já em seu Art. 1º: "A assistência social, direito do cidadão e dever do Estado, é Política de Seguridade Social não contributiva, que provê os mínimos sociais, realizada através de um conjunto integrado de ações de iniciativa pública e da sociedade, para garantir o atendimento às necessidades básicas" (Brasil, 2009). Ou seja, todo cidadão que necessitar de um auxílio para sua sobrevivência e uma vida mais digna ou que não consegue se sustentar financeiramente pode buscar esse auxílio nos espaços de atendimento que os municípios disponibilizam.

Cabe destacar aqui outro marco importantíssimo em nosso país, por meio do Decreto n.º 6.214/07, o qual regulamenta o Benefício de Prestação Continuada (BPC) da Assistência Social, devido à pessoa com deficiência e ao idoso, também estando regulamentado na Lei n.º 8.842/93, na Lei n.º 10.741/03 (Estatuto da Pessoa Idosa) e Constituição Federal de 1988, decretando à época a aprovação e regulamentação do BPC. Esse benefício é a garantia de um salário-mínimo vigente mensal à pessoa com deficiência e ao idoso, com 65 anos ou mais, que comprovem não possuir meios de prover sua própria manutenção e nem de tê-la provida por sua família.

Integrando a Proteção Social Básica no âmbito do Sistema Único de Assistência Social (SUAS) brasileiro, também fica estabelecido pela Política Nacional de Assistência Social (Brasil, 2009), passando a integrar as demais políticas setoriais, visando o enfrentamento da pobreza e a garantia da proteção social aos menos favorecidos e idosos universalizando direitos. É importante destacar que a Constituição Federal de 88 chamada Carta Magna (Brasil, 1988), em seu Art. 204, reforça a descentralização político-administrativa e a participação da população e do controle social. Mas o que significa este controle social na vida dos brasileiros?

É a participação da sociedade na administração pública, com o objetivo de acompanhar e fiscalizar as ações de governo, a fim de solucionar problemas e assegurar a manutenção dos serviços de atendimento aos cidadãos.

Diante de tais circunstâncias, torna-se necessário para tantos brasileiros que essa política de prevenção seja não somente para os necessitados, principalmente tendo esse olhar voltado aos idosos, que na atualidade vêm sendo a população que mais cresce no momento. Esse crescimento do número de idosos 60+ vem sendo incentivado por avanços na qualidade de vida, nas tecnologias e por investimentos em saúde, tornando-se necessário repensar os modelos sociais que envolvem essa população não só no Brasil, mas em todo o mundo.

No Brasil, mais especificamente, é notável que essa tendência de aumento de pessoas idosas seja triplicada, ou seja, um em cada três indivíduos terá 60 anos até 2060 como indica o (IBGE, 2023). Essa nova imagem do envelhecimento está condicionada a um processo dinâmico e progressivo, ou seja, não tem volta. O mundo está fadado a ter o maior número de pessoas idosas nas próximas décadas e o Brasil também fará parte desse contingente. O idoso da contemporaneidade está apresentando novos significados do processo de envelhecimento e de velhice e perfis distintos aos comportamentos adotados após se aposentarem. Mas o que isso tem a ver com o fortalecimento das políticas públicas brasileiras? A resposta é simples. Quanto mais idosos tiver, mais os governos devem se preocupar em ofertar políticas públicas seguras e de qualidade a essa parcela da população.

No passado, o modelo de atendimento socioassistencial foi marcado sob a base da benemerência e pela ausência da responsabilidade do Estado e por ações circunstanciais. Hoje, à medida em que o processo de consolidação democrática brasileira avança, o Estado brasileiro demonstra ser capaz de absorver mais e melhor as demandas e necessidades sociais da sociedade, incluindo-se os mais velhos.

O Estado brasileiro, por meio do governo federal, em 2004, criou o Ministério do Desenvolvimento Social e Combate à Fome (MDS). Esse foi um importante passo para a estruturação de uma rede integrada de proteção e promoção social, articulando as políticas públicas de Assistência Social, de segurança alimentar e nutricional, de renda de cidadania e inclusão produtiva. Com intuito de prevenir, planejar ações de apoio e atenção a famílias em diferentes situações de vulnerabilidade social e risco social e pessoal, incluindo crianças, idosos e portadores de deficiência, fortalecendo vínculos familiares e comunitários e principalmente desenvolvendo talentos e capacidades. Garantir que o SUAS brasileiro possa ser consolidado e regulamentado dentro de padrões de qualidade, critérios republicanos de alocação de recursos, transparência e controle social para garantir desenvolvimento de oportunidades para todos.

Com tantos avanços na política brasileira de Assistência Social, ainda é fato que muitos outros avanços precisam se concretizar, quando se trata de um público envelhecido e muitas das vezes vulnerável como os idosos. Apesar da Assistência Social brasileira ter sido regulamentada como política pública de seguridade social e passando por inúmeras transformações a partir da Constituição Federal (Brasil, 1988), assegurando a primazia da atuação do Estado na provisão de serviços, benefícios, programas e projetos, isso ainda não garante que os brasileiros na velhice serão amparados, conforme suas necessidades, pois a lógica do financiamento e repasse de recursos do governo federal aos estados e municípios ainda é muito pequeno e muitas vezes não chega a maior parcela da população, conforme suas necessidades.

1.2.1.2 O fortalecimento da política de Assistência Social nos municípios catarinenses frente ao SUAS: avanços e retrocessos

Santa Catarina é um estado brasileiro que agrega outros 295 municípios e sua capital é Florianópolis. Possuindo uma extensão territorial de 95.730.690 km² e uma população de 7.610.361 pessoas e apresenta o maior índice de envelhecimento da população em quatro décadas, chegando a 55,8, segundo dados do Instituto de Geografia e Estatística (IBGE, 2023). Ou seja, 15% da população catarinense são de pessoas com 60 anos ou mais. Mas o que isso tem a ver com os avanços e retrocessos da Política de Assistência Social Catarinense? Tudo a ver, pois no âmbito do Estado que deve ser o provedor da maior parte dos recursos que poderiam garantir qualidade de vida não só ao público idoso, mas também a outros públicos, como crianças e famílias em situação de vulnerabilidade social e econômica, isso fica visível, quando o Estado não consegue manter ou elaborar na prática políticas públicas que garantam aos mais necessitados um envelhecimento digno e de direito a serem assistidos dentro de suas necessidades.

Dentro desse panorama catarinense populacional, é de suma importância a criação e desenvolvimento de políticas públicas com olhar para o público mais velho em todos os níveis (federal, estadual e municipal) para as áreas urbanas e rurais, pois 84% da população catarinense vive nas cidades e 16% vivem em áreas rurais de Santa Catarina, segundo dados levantados recentemente (IBGE, 2023). Santa Catarina, estado pujante e promissor, por meio da Federação de Consórcios, Associações de Municípios (FECAM), busca trabalhar para a construção, apoio e representatividade dos municípios catarinenses. Criada em 2021, no sentido de respeitar o que dita o escopo da instituição, a representatividade dos municípios e regiões catarinenses onde atua, prestando auxílio em diversas áreas como a tecnologia, a educação e a Assistência Social, tem sido indispensável para o desenvolvimento de políticas públicas que trazem resultados e beneficiam a população em geral, por meio de auxílios técnicos, especialmente na área social que realiza nas 21 associações de municípios, conforme a Figura 3.

Figura 3 – Mapa com representatividade das 21 associações de municípios catarinenses coordenadas pela FECAM

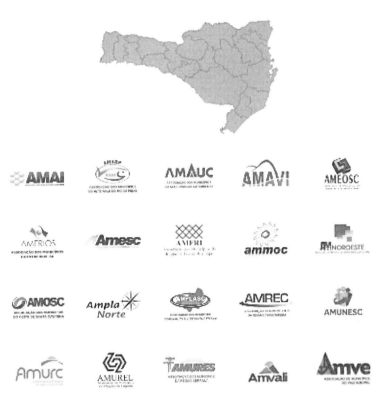

Fonte: FECAM (2024)

Com relação aos municípios, a FECAM possui equipes técnicas em diversas áreas, porém na área social há assessoria que orienta os municípios a reorganizarem e ofertarem políticas públicas específicas por segmentos, como é o caso de idosos, população que merece atenção especial por ser mais vulnerável e estar em pleno crescimento. No âmbito estadual, a FECAM, por meio do trabalho social, passa no ano de 2018 a enviar aos municípios sob sua jurisdição através das associações de municípios, no caso de Pinhalzinho/SC pertencente à filiada Associação dos Municípios do Oeste de Santa Catarina (AMOSC), a qual encaminha aos município filiados, dentre eles, Pinhalzinho/SC, uma recomendação em forma de Nota Técnica 007/2018 sobre procedimentos ou acontecimentos que devem receber atenção especial por parte dos municípios, por meio de seus gestores públicos.

A referida Nota Técnica trouxe em seu texto base o reordenamento dos serviços para idosos nos municípios, tendo em vista esse público em específico dever ser atendido no âmbito dos municípios por todas as políticas públicas. Ou seja, em todas as esferas governamentais no âmbito das secretarias municipais com ações intersetoriais, podendo os municípios terem autonomia para definirem:

1. definição de uma coordenadoria municipal da pessoa idosa, a qual fará a gestão intersetorial do atendimento a esse público;

2. que ela fosse vinculada administrativamente à administração geral do município;

3. que fossem realizadas reuniões sistemáticas pela Coordenadoria Municipal da Pessoa Idosa (CMPI), com as demais secretarias municipais para articulação entre os serviços, ações, projetos e campanhas direcionadas ao segmento idoso, com a participação efetiva dos gestores das pastas das políticas públicas envolvidas;

4. que cada uma das políticas públicas alocasse recursos para atendimento a idosos, considerando os objetivos e as finalidades de cada uma;

5. por último, que os Fundos Municipais da Pessoa Idosa fossem vinculados à administração geral, considerando ser esse um fundo especial.

As proposições da Nota Técnica 007/2018 (FECAM) apresenta-se na Figura 4, conforme exemplo a ser implementado pelos municípios catarinenses.

Figura 4 – Política de atendimento para a pessoa idosa nos municípios de SC

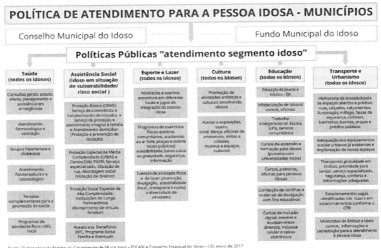

Fonte: FECAM (2017)

Dessa forma, após receber as orientações citadas, a gestora da pasta à época, após a análise do documento recebido, esclarece a proposta ao gestor principal (prefeito) e seus secretários municipais das diversas pastas, que se iniciassem os diálogos referentes às proposições da referida Nota Técnica, com o auxílio de assistente social que coordenasse os trabalhos em âmbito municipal. Assim sendo, no município de Pinhalzinho/SC já havia o Conselho Municipal da Pessoa Idosa em pleno funcionamento regulamentado pela Lei Municipal n.º 2.239/11. Porém, ainda era necessário articular e criar as novas legislações municipais para dar amparo legal ao que era proposto na Nota Técnica. No ano de 2019, institui-se o Fundo Municipal da Pessoa Idosa (FMPI), por meio de Lei Ordinária Municipal n.º 2.595/19, com a finalidade de captar recursos nas esferas dos Fundos Nacional e Estadual da Pessoa Idosa. Mas, para legalizar e se articular melhor os serviços ao público idoso em âmbito municipal, foi necessária a criação de uma Lei específica n.º 2.689/20, a qual, em seu Art. 1º, assegura os direitos sociais dos idosos, criando condições de promover sua autonomia, integração e participação efetiva na sociedade.

Contudo, após a criação da referida lei geral que agregou as demais leis municipais (2.339/11 e 2.595/19) em uma única Lei Municipal n.º 2.689/20, o município passa a realizar na prática diversas atividades voltadas exclusivamente ao público idoso 60+, em espaço locado e acompanhado por profissionais concursados junto ao Departamento Municipal da Pessoa Idosa.

1.2.1.3 Garantia da manutenção da Assistência Social como política pública nos municípios catarinenses

As políticas públicas em geral trazem consigo a ideia de compartilhamento de responsabilidades com o envolvimento de diversos atores sociais, dentre eles, a família, a sociedade, a comunidade e o Estado, não esquecendo a participação do setor privado, também representado pela família, quando refere-se à atenção às pessoas idosas 60+. Assim sendo, torna-se necessário e relevante nos municípios brasileiros que as ações intersetoriais possam estabelecer diretrizes e parâmetros que implicam no cofinanciamento de políticas públicas entre as esferas de governo e a sociedade civil, sendo essa uma realidade encontrada tanto em nível nacional, estadual e municipal.

O Sistema Único de Assistência Social (Brasil, 2009) brasileiro traz importantes avanços no campo da informação, monitoramento e avaliação dessas políticas públicas, por meio de novas tecnologias, ampliando também a comunicação entre os diversos atores e trabalhadores dos setores públicos, para melhorar a atuação dos profissionais, no tocante às ações sociais que desenvolvem e ao mesmo tempo monitoram e avaliam novos modelos de ações que implicam diretamente na vida dos cidadãos que usufruem do campo da Assistência Social como política pública aberta e gratuita. Tais avanços também são assegurados na Constituição Federal de 1988.

Nessa área em particular, torna-se imprescindível um sistema de gestão descentralizado com participação popular e divisão de responsabilidades entre as esferas governamentais e a sociedade civil, onde a Assistência Social como proteção social configura-se como novo modelo de política pública pautada na realidade brasileira e com uma visão social inovadora com defesa ética de incluir os sujeitos vulneráveis em um campo social de proteção, visando diminuir as desigualdades sociais, os riscos e as possibilidades de enfrentá-los. Dessa forma, é importante entender as circunstâncias vividas pela população em geral, mas compreender também que os idosos 60+ são uma população que apresenta muitas necessidades, mas também possibilidades e capacidades que podem e devem ser desenvolvidas identificando forças e não apenas as fragilidades, que por vezes possam possuir.

Nesse sentido, é importante conhecer as possíveis demandas que a população idosa possa apresentar em seus territórios, no caso dos municípios. Estes, por sua vez, permitem aos gestores públicos a meticulosidade da realidade para promover intervenções, de acordo com as capilaridades de cada território dentro dos municípios citados pela Política Nacional de Assistência Social. A Política Nacional de Assistência Social, em sua versão atualizada (Brasil, 2009), configura-se necessariamente na perspectiva socioterritorial, tendo os mais de 5.500 municípios como suas referências privilegiadas de análise, pois se trata de uma política pública, cujas intervenções se dão essencialmente nas capilaridades dos territórios. Essa característica peculiar da política tem exigido cada vez mais um reconhecimento da dinâmica que se processa no cotidiano das populações (Brasil, 2009, p. 16).

Tendo em vista que o Estado brasileiro se reproduz da dinâmica das cidades, onde a realidade se passa no âmbito dos municípios, e sendo a dinâmica populacional como um importante indicador de políticas públicas mais assertivas, incluindo-se os espaços urbanos e rurais, onde a população encontra-se vivendo e na maioria das vezes possui idosos como referência no seio familiar, alterando o perfil demográfico brasileiro. Segundo a Pesquisa Nacional por Amostra de Domicílios (PNAD, 2002-2022), as pessoas idosas acima de 65 anos apresentam um crescimento de 10,9% da população, com alta de 57,4% frente a 2010, quando o mesmo levantamento havia sido realizado.

Ou seja, os dados vêm mostrando a real necessidade das condições políticas e institucionais nos municípios, considerando-se o aumento da expectativa de vida e as projeções para o aumento da população idosa. Vale ressaltar que, embora os municípios em geral já vêm sendo orientados pela esfera estadual a garantirem uma fatia de recursos municipais para a implementação de políticas públicas para idosos 60+, sendo que o próprio estado muitas vezes torna-se ausente, quando o assunto é o repasse de recursos (estadual ou federal), isso muitas vezes traz a insegurança dos gestores, quando há a falta desses recursos que de fato garantiriam a continuidade de um serviço com qualidade.

Contudo, a política de Assistência Social tem passado por mudanças constantes ao longo dos anos com a finalidade de aprimorar-se e ofertar ações cada vez mais qualificadas, pois suas demandas se modificam dia a dia e trazem na esfera municipal novas necessidades. Com isso, o novo modelo estabelece a oferta de serviços em diversas modalidades no âmbito dos municípios, sendo: Proteção Social Básica, proteção social especial. Conforme o Ministério do Desenvolvimento Social (MDS), a realização de consultas públicas em todos os estados do Brasil, por meio de gestores, técnicos e trabalhadores, subsidiou essas transformações com o compromisso de aprimorar a política de Assistência Social, no sentido de ofertar quantidade de serviços, conforme demandas da população.

Ou seja, faz-se necessário destinar serviços, programas, projetos e ações diferenciadas, porém próximas da realidade das pessoas, a fim de fortalecer a função protetiva de seus usuários e famílias tendo como objetivos do Estado: prover serviços, programas e projetos e benefícios de Proteção Social Básica ou especial para famílias, indivíduos e grupos que deles necessitam (Brasil, 2009).

Para entender melhor cada uma dessas modalidades, muitos municípios são providos de Centros de Referências da Assistência Social (CRAS) e dos Centros de Referências Especializados da Assistência Social (CREAS), como importantes ferramentas de atendimento, cabendo aos gestores e equipes técnicas a busca pela qualidade constante dos serviços ofertados, pois nesses espaços públicos se materializam as ofertas do Sistema Único da Assistência Social (SUAS).

1.3 A IMPORTÂNCIA DAS AÇÕES INTERSETORIAIS E A OFERTA DE SERVIÇOS PÚBLICOS NA PROTEÇÃO SOCIAL BÁSICA: FORMAS E MODELOS IMPLEMENTADOS PARA ATENDIMENTO AO PÚBLICO IDOSO NOS MUNICÍPIOS

Atuar de forma preventiva na Proteção Social Básica (PSB) municipal com um trabalho planejado, preventivo, intersetorial alinhado às necessidades das demandas locais requer amplo conhecimento do território, possibilitando a aproximação do cotidiano das pessoas. Na esfera municipal, esse serviço no âmbito da Assistência Social na maioria dos municípios ainda segue padrões antigos, porém necessários, pois muitos gestores não conhecem profundamente o Sistema Único de Assistência Social (SUAS) e como se dá a organização dos serviços da Assistência Social, conforme previsto na Norma Operacional Básica (Brasil, 2012), a qual estabelece os portes dos municípios para o desenvolvimento de um trabalho mais significativo e assertivo perante a população menos favorecida, dentre elas, idosos e crianças, pois por vezes muitos gestores são nomeados por meio de cargos meramente políticos.

Pactuada pela Comissão Intergestores Tripartite (CIT) e aprovada em dezembro de 2012 pelo Conselho Nacional de Assistência Social (CNAS), a Norma Operacional Básica (Brasil, 2012) expressa os inúmeros avanços conquistados nos últimos anos, referenciado no modelo atual de gestão compartilhada. Com essa normativa, sustentada nos pilares do pacto federativo, da gestão compartilhada, da qualificação do atendimento à população e da participação social, o sistema gargalha um novo patamar de estruturação, institucionalidade e aprimoramento. São induzidas novas estratégias que possibilitam um necessário salto de qualidade na gestão e na prestação de serviços, projetos, programas e benefícios socioassistenciais. Instrumentos como os compromissos pactuados para o alcance de prioridades e metas, a instituição de blocos de financiamento e a implantação e operacionalização da Vigilância Socioassistencial permitirão continuar progredindo e aperfeiçoando a ação protetiva da Assistência Social (Brasil, 2012, p. 11).

Ainda, conforme reforça a NOB/SUAS (2012, Art. 17), dentre as inúmeras competências dos municípios está previsto nos incisos:

> xii – assumir as atribuições, no que lhe couber, no processo de municipalização dos serviços de proteção social básica;
>
> xx – viabilizar estratégias e mecanismos de organização para aferir o pertencimento à rede socioassistencial, no âmbito local, de serviços, programas, projetos e benefícios ofertados pelas entidades e organizações, de acordo com as normativas federais.

Com isso, evidencia-se a competência dos municípios brasileiros em ofertar um trabalho contínuo de atendimento ao público em geral e para que de fato esse modelo de gestão tenha mais segurança e efetividade. O município de Pinhalzinho/SC no ano de 2018 realizou levantamento, por meio de um diagnóstico local que tinha por base "conhecer aspectos das condições de vida e das demandas relacionadas às políticas públicas de atendimento ao segmento idoso no município" (Diagnóstico Municipal, 2018). Por meio do diagnóstico realizado, foi possível conhecer e compreender as características e as demandas da população idosa, bem como conhecer as reais condições de vida dos idosos que residem no município, englobando-se as zonas urbana e rural, as formas de acesso aos serviços públicos e as reais necessidades de qualificação desses serviços para melhor atender ao público idoso 60+.

Por meio das informações levantadas pelo diagnóstico municipal (2018), tornou-se possível identificar as potencialidades e fragilidades na relação dos idosos com as políticas públicas municipais e, ao mesmo tempo, a necessidade de apontar diretrizes para reordenar os serviços da rede da Assistência Social a idosos, com o apoio das demais Secretarias Municipais (Secretaria de Administração e Planejamento, Secretaria da Fazenda, Secretaria de Assistência Social, Secretaria de Desenvolvimento e Mobilidade Urbana, Secretaria de Desenvolvimento Econômico, Secretaria de Desenvolvimento Rural e Meio Ambiente, Secretaria de Educação, Secretaria de Saúde, Departamento Municipal de Habitação, Fundação Municipal de Esporte e Cultura, incluindo-se o Gabinete do Executivo Municipal), com a finalidade de estabelecer novos parâmetros de alinhamento para garantir que as ações e projetos fossem delineadas com a participação das demais esferas governamentais e não apenas da Assistência Social.

1.3.1 Unidades Básicas de Saúde (UBSs) e o atendimento ao público idoso no âmbito do município de Pinhalzinho/SC

Pinhalzinho/SC por ser uma cidade em plena expansão e desenvolvimento possui dentre as diversas Secretarias Municipais, a Secretaria Municipal de Saúde, a qual compete o planejamento e a gestão pública da saúde no âmbito do município, bem como o desenvolvimento de políticas sociais, ambientais e econômicas, visando a redução do risco de doença e de outros agravos, em obediência à legislação vigente e aos princípios e diretrizes do Sistema Único de Saúde (SUS). Essa secretaria realiza a gestão do Fundo Municipal de Saúde, unidade gestora de orçamento, e a ela subordinam-se diretamente:

I.   Departamento de Gestão à Saúde;

II. Departamento de Atenção Primária à Saúde;

III. Departamento de Vigilância em Saúde.

Ainda, no âmbito municipal, o planejamento é realizado por meio de vários instrumentos de gestão, entre eles o Plano Municipal de Saúde (Pinhalzinho, 2021), que leva em consideração as especificidades do território e as necessidades da população, com relação à saúde. É um guia para a execução e avaliação das ações propostas na área de saúde em âmbito municipal e aprovado pelo Conselho Municipal de Saúde (CMS) com vigência de 2022/2025.

O município possui 7 Equipes de Saúde da Família (ESF) distribuídas em 5 unidades de saúde, sendo duas na Policlínica Central Arthur Bartolomeu Fiorini, duas equipes na Policlínica Pedro Paulino Burigo e uma equipe na Unidade Básica de Saúde Prefeito Alexandre Grando, uma na Unidade Básica de Saúde Irmã Hildegart Karling e uma na Unidade Básica de Saúde Otília Bruisma, conforme Tabela 1, indicando dados da população de cada ESF.

Tabela 1 – População por Equipes de Saúde da Família (ESF)

CNES	Unidade	INE	ESF	População
2537818	Policlínica Central Arthur Bortolomeu Fiorini	413763	4	2886
2537818	Policlínica Central Arthur Bortolomeu Fiorini	1510150	7	3372
2815753	Policlínica II Dr. Pedro Paulino Burigo	1491075	6	2480
2815753	Policlínica II Dr. Pedro Paulino Burigo	413798	1	2638
5425743	UBS Prefeito Alexandre Grando	413801	3	2612
7328303	UBS Irmã Hildegart Karling	1487841	5	4464
9059032	UBS Otília Bruisma	413755	2	3587
			TOTAL	**22039**

Fonte: Plano Municipal de Saúde (2021, p. 25)

A partir do exposto na Tabela 1, percebe-se que o município de Pinhalzinho/SC apresenta um número maior de pessoas cadastradas na saúde do município, em relação à estimativa atual populacional atual de 21.972 pessoas (IBGE, 2022), embora a projeção variável populacional seja um pouco maior da apresentada pelo IBGE na atualidade com aproximadamente 23.379 pessoas (IBGE, 2024). Cada ESF possui equipes compostas por profissionais diversos, dentre estes, destacamos as Agentes Comunitárias de Saúde (ACS). Dessa forma e com o auxílio principalmente das Agentes Comunitárias de Saúde, profissionais que atendem idosos, por meio do programa Estratégia Saúde da Família (ESF), ligados às 7 Unidades Básicas de Saúde (UBSs) do município de Pinhalzinho/SC, sendo estas localizadas em diferentes territórios: ESF 01 – Policlínica II (COHAB), ESF 02 – UBS (Pioneiro), ESF 03 – UBS (Jardim Maria Terezinha), ESF 04 – Policlínica Central, ESF 05 – UBS (Nova Divinéia), ESF 06 – Policlínica II (COHAB), ESF 07 – Policlínica Central, fica fácil acompanhar a população idosa que aparece distribuídas de acordo com questões de saúde e de vulnerabilidade dentro do território urbano e rural do município.

Assim sendo, a Atenção Primária à Saúde (APS) realiza diversas atividades de promoção de saúde, prevenção de doenças, recuperação e reabilitação, levando em conta as legislações do Ministério da Saúde e Sistema Único de Saúde (SUS). Por meio desse conjunto de equipamentos e disponibilidade de diversos profissionais, como: médicos (clínicos gerais), farmacêuticos, dentistas, nutricionistas, psicólogos, assistente social, fisioterapeutas, educador físico, fonoaudiólogo, enfermeiros etc. Além disso, a saúde primária conta com a vigilância em saúde integrando diversas áreas do conhecimento na coordenação, controle e avaliação das ações em saúde para garantir a qualidade dos serviços prestados.

Além da saúde primária, o município apresenta na Secretaria Municipal de Saúde (SMS) diversos outros setores distribuídos, conforme apresentado na Figura 5.

Figura 5 – Organograma de serviço de saúde municipal

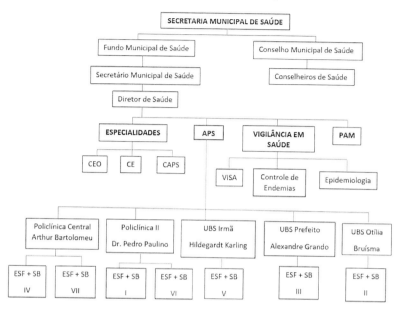

Fonte: Pinhalzinho/SC (2021, p. 29)

Considerando o público-alvo em atendimento nas Unidades Básicas de Saúde (UBSs) e analisando a população cadastrada por meio das equipes de Estratégia Saúde Da Família (ESF) e Atenção Primária (AP) credenciadas, bem como as vulnerabilidades econômicas das pessoas que são atendidas independentemente do perfil econômico, pois o SUS atende a todos. Por isso, considera-se mais relevante o perfil demográfico com as faixas etárias de maior necessidade e gastos com saúde pública municipal, ficando na maior parte sobre as faixas etárias com até 5 anos e a partir de 65 anos de idade. Já a classificação geográfica vai de acordo com a tipologia rural-urbana definida pelo Instituto Brasileiro de Geografia e Estatística (IBGE, 2023).

Considerando a dinamicidade dos elementos que compõem a atenção primária em saúde do município de Pinhalzinho/SC, as equipes da Atenção Primária são qualificadas com ações de educação permanente em saúde, a fim de possibilitar um atendimento humanizado com o objetivo de apoiar, fortalecer, planejar, acompanhar e avaliar as ações de promoção à saúde da população, em especial, idosos e crianças, por meio de todas as Unidades Básicas de Saúde (UBSs), onde esses profissionais circulam.

1.3.2 Como promover prevenção à saúde por meio de programas, projetos, ações e atividades ao público idoso 60+

A promoção da saúde coletiva incentivada pelo estado catarinense e pelos gestores municipais que estão à frente das secretarias municipais de saúde tem sido um grande desafio e um motivador de implementações de programas e projetos na perspectiva da prevenção de agravos e da promoção e recuperação da saúde da população e, em especial, ao público idoso 60+. Com isso, nenhuma secretaria consegue trabalhar sem a participação das demais secretarias municipais, tendo em vista que todos devem atender a população.

Nesse sentido, a Política de Assistência Social do município de Pinhalzinho/SC, frente aos demais municípios que compõem o estado catarinense, vem sendo destaque com a implementação de um novo modelo de atendimento ao cidadão idoso. Cabe ressaltar que, de forma integrada, todas as secretarias municipais são responsáveis por assegurar no âmbito municipal a garantia dos mínimos sociais para se atender essa parcela da população idosa.

Pinhalzinho/SC, no ano de 2020, passa a ofertar diversas atividades com diferentes práticas de promoção e prevenção à saúde dos 60+ com oficinas diárias variadas exclusivas para idosos. Com a criação do Departamento Municipal da Pessoa Idosa (Lei Municipal, 2.689/20), amplia-se o acesso a qualquer pessoa que em consonância com a legislação da Pessoa Idosa (Lei Federal, 10.74/03), com 60 anos ou mais, possa estar frequentando livremente as atividades ofertadas gratuitamente em âmbito municipal.

Dentre as diferentes práticas ofertadas pelo município e por meio de uma equipe de multiprofissionais são atendidos regularmente aproximadamente 1600 idosos cadastrados no Departamento Municipal da Pessoa Idosa, destes alguns não frequentam atividades, mas mantêm vínculo por meio de Grupos Tradicionais de Idosos (GTI) e recebem assessoria por profissional assistente social que desempenha suas funções junto a esse departamento.

A reorganização desse serviço no município articulada com as demais secretarias municipais para ofertar serviços de atendimento ao público idoso 60+ exige disponibilização de recursos, onde cada serviço é corresponsável por auxiliar no desenvolvimento das ações ofertadas pelo Departamento da Pessoa Idosa com a disponibilização de profissionais, conforme especificidade de atividades desenvolvidas. Ou seja, professores de dança, de inclusão digital, educadores físicos, nutricionistas, assistentes sociais, psicólogos, fisioterapeutas, médicos, enfermeiros, técnicos de enfermagem, agentes de saúde, pedagogos, técnicos de nível médio e superior, dentre outros, fazem parte desse círculo de atendimento.

É importante destacar que se faz necessário uma rede bem estruturada e organizada para poder dar toda a atenção necessária ao público idoso 60+, por ser um público considerado mais vulnerável, devido a vários fatores, e mesmo em idosos mais longevos a maior vulnerabilidade está em realizar tarefas cotidianas, problemas com audição, condições de saúde psicológica afetadas, pouco suporte social, sobrecarga de responsabilidades familiares, isolamento social, dentre outros.

O envelhecimento e a velhice não significam que perdemos todas as condições físicas e habilidades para uma vida dentro da normalidade, mas depende muito do comportamento e da mudança de hábitos de cada um. Às vezes, é preciso e necessário se abrir portas com a oferta de serviços públicos que sejam interessantes aos olhos do público idoso, como medidas de políticas públicas para a proteção da saúde. Ampliar o acesso e a qualidade dos serviços prestados com a garantia de resolutividade proposta por um trabalho contínuo baseado em evidências de necessidades como é o caso da saúde das pessoas mais idosas que requer eficiência e qualidade e agilidade nos serviços prestados.

1.3.2.1 Conhecendo a dinâmica da Assistência Social no âmbito do município de Pinhalzinho/SC

Com base nos registros catalográficos do Plano Municipal de Assistência Social (Pinhalzinho, 2021) do município de Pinhalzinho/SC, nos anos de 1990 a 1996, no processo de municipalização da Assistência Social, passaram a considerá-la como um Departamento de Promoção Social. Ou seja, já à época essa terminologia fazia referência a uma repartição administrativa municipal e, partindo desse ato, cria-se em 1996, por meio de Lei Municipal n.º 1.112/96, o Conselho Municipal de Assistência Social (CMAS) e institui-se o Fundo Municipal de Assistência Social (FMAS). Para dar sequência aos trabalhos e atendimentos necessários à população mais vulnerável, em 1997, cria-se em âmbito municipal a Secretaria Municipal de Assistência de Promoção Social e, em meados de 2001, passa novamente por mudança de nomenclatura, sendo denominada de Secretaria Municipal da Família e Desenvolvimento Social (Pinhalzinho, 2021).

Tendo por base o Sistema Único de Assistência Social (SUAS), o qual define as instâncias e normatiza os serviços, possibilitando qualidade no atendimento, bem como o monitoramento de indicadores sociais de avaliação, resultados e nomenclaturas dos órgãos gestores das três esferas governamentais (federal, estadual e municipal), com o termo Assistência Social, em setembro do ano de 2006, novamente o governo municipal de Pinhalzinho/SC realiza a mudança da nomenclatura do nome da Secretaria Municipal da Família e Desenvolvimento Social (SMFDS) para Secretaria Municipal de Assistência Social (SMAS), sendo essa a instância coordenadora da Política Municipal de Assistência Social municipal, vigente até o momento (Pinhalzinho, 2021, p. 11).

Sempre tendo como norteadores as instâncias maiores, nas esferas federal e estadual, em 2004, o governo brasileiro aprova a Política Nacional de Assistência Social (Brasil, 2009) e na sequência aprova também a Norma Operacional Básica (Brasil, 2012), estabelecendo um pacto federativo para que fosse operacionalizado junto aos municípios brasileiros. Seria essa uma nova condição de lidar com a política pública de direito do cidadão, mas também com foco na prevenção, proteção e inserção social em conjunto com as demais políticas públicas, a qual desmistificaria o caráter imediatista e clientelista que historicamente marca a área da Assistência Social.

Com essa base de reorganização e na implantação do SUAS brasileiro por meio de Resolução n.º 109/2009, cria-se a Tipificação Nacional dos Serviços Socioassistenciais (CNAS, 2009), a qual passa a estruturar a proteção social do país em dois eixos sendo:

a. Proteção Social Básica (PSB); e

b. Proteção Social Especial (PSE) de Média e Alta Complexidade.

Segundo a Tipificação Nacional dos Serviços Socioassistenciais (CNAS, 2009), a PSE/Alta Complexidade é o terceiro nível de proteção em grau de complexidade e destina-se às situações em que se faz necessário o acesso a uma das modalidades de acolhimento (se necessário). Ainda, no ano de 2011, surge o Caderno de Orientações Técnicas da Proteção Social Especial (PSE) e Alta Complexidade com o objetivo de ofertar serviços especializados e continuados, de modo a garantir segurança de acolhida aos indivíduos e/ou famílias. Seguindo essa lógica, desde o início do reordenamento dos serviços no município de Pinhalzinho/SC, as equipes técnicas da Assistência Social passaram a ser multidisciplinares, incluindo-se psicólogo, assistentes sociais, advogados, educadores e orientadores social, pedagogos, educadores físicos e afins, pautando-se na Lei Federal n.º 8.742/93, Lei Orgânica de Assistência Social (LOAS, 1993).

Dessa forma, a partir da reorganização dos serviços, cada profissional que atua e auxilia a assegurar espaços de convivência, desenvolvimento de relações de afetividade e sociabilidade, sempre com foco na prevenção e proteção dos cidadãos pinhalenses. Pode-se observar a estrutura da Assistência Social na atualidade no município de Pinhalzinho/SC, conforme organograma de organização da política municipal de Assistência Social, na Figura 6:

Figura 6 – Organização da Política Municipal de Assistência Social – Pinhalzinho/SC

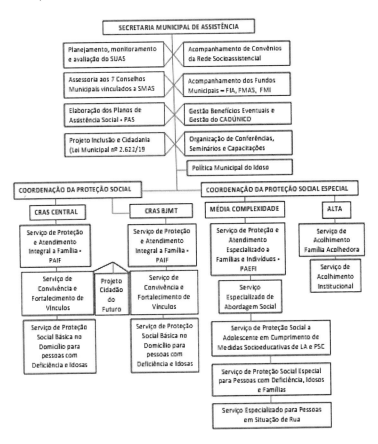

Fonte: Pinhalzinho/SC, (2021, p. 107)

Observa-se na reorganização geral da Política Municipal de Assistência Social de Pinhalzinho/SC que diversos serviços compõem a esfera social, sendo:

- Planejamento, monitoramento e avaliação do SUAS;
- Assessoria aos 7 Conselhos Municipais vinculados à SMAS;
- Elaboração dos Planos de Assistência Social (PAS);
- Projeto Inclusão e Cidadania (Lei Municipal n.º 2.622/2019);
- Acompanhamentos de convênios da rede socioassistencial;
- Acompanhamento dos fundos municipais – FIA, FMAS e FMI;
- Gestão dos benefícios eventuais e gestão do CADÚNICO;
- Organização de conferências, seminários e capacitações;
- Política Municipal da Pessoa Idosa (PMPI).

Das ações citadas, incluindo-se a Coordenação da Proteção Social Básica, subdividida em 2 Centros de Referência de Assistência Social (CRAS) e Coordenação da Proteção Social Especial, subdividida em 2 serviços de Média Complexidade (CREAS) e Alta Complexidade (Pinhalzinho, 2021). Destaca-se também a política de atendimento a idosos 60+ no município, onde vem sendo articulada como um braço da Assistência Social que ganha força e destaque após tornar-se um departamento de atendimento exclusivo a esse público e garantido com a Lei Municipal n.º 2.689/20.

1.3.2.2 Serviço de Proteção Social Básica e o atendimento à pessoa idosa no município

Na Proteção Social Básica, o serviço é desenvolvido e articulado conforme território de abrangência dos Centros de Referência de Assistência Social (CRAS) que permite um acompanhamento das pessoas idosas por meio de suas famílias, podendo estas residirem em territórios de baixa densidade demográfica, com espalhamento ou dispersão populacional em áreas rurais e urbanas. Esse é um atendimento referenciado e articulado por meio do Serviço de Proteção e Atendimento Integral à Família (PAIF). O principal objetivo desse serviço é apoiar famílias e indivíduos, prevenindo a ruptura de laços, promovendo acesso a direitos e contribuindo para a melhoria da qualidade de vida, incluindo-se aqui também o atendimento a idosos 60+.

Por meio de um atendimento humanizado, as equipes multi-disciplinares da Proteção Social Básica (PSB) municipal identificam nos atendimentos as potencialidades e dificuldades da família, dos idosos e seus dependentes a partir de informações colhidas nos atendimentos. Embora esses sejam sigilosos, sempre que as equipes identificarem que há a necessidade de tirar os idosos do isolamento social por motivos diversos, acabam sugerindo que esses se incluam nas ações e projetos ofertados pelo município por meio do Departamento Municipal da Pessoa Idosa.

Com a normativa da Tipificação Nacional dos Serviços Socioassistenciais, conforme Resolução 109/09 (reimpressa em 2014) (CNAS, 2014), a qual padroniza em todo território nacional os serviços da Assistência Social e suas especificidades, tendo um olhar diferenciado para a população idosa. Considerada como mais vulnerável, o serviço para essa população tem por foco:

> [...] o desenvolvimento de atividades que contribuam no processo de envelhecimento saudável, o desenvolvimento da autonomia e de sociabilidades, no fortalecimento dos vínculos familiares e do vínculo comunitário e na prevenção de situações de risco social. A intervenção social deve estar pautada nas características, interesses e demandas dessa faixa etária e considerar que a vivência em grupo, as experimentações artísticas, culturais, esportivas e de lazer e a valorização das experiências vividas constituem formas privilegiadas de expressão, interação e proteção social. Devem incluir vivências que valorizam suas experiências e que estimulem

e potencialize a condição de escolher e decidir (CNAS, 2014, p. 18).

Com intuito de melhorar, acompanhar e avaliar os atendimentos ao público idoso 60+, é imprescindível e necessário ter esse olhar diferenciado para a parcela da população idosa municipal que atualmente é de 3.099 idosos (IBGE, 2023) e que representa aproximadamente 14,10% da população pinhalense. Monitorar, avaliar e acompanhar cotidianamente as ações e projetos desenvolvidos por meio dos serviços diários ofertados a todos os públicos e em especial a esse público 60+ é dever dos gestores e trabalhadores municipais, pois as informações permitem avaliar os alcances referentes a qualidade, eficiência e eficácia dos serviços prestados à população. Esses indicadores são necessários assinalando os avanços obtidos e as dificuldades encontradas, mas principalmente para se trazer propostas e soluções que instrumentalize decisões governamentais e intervenções necessárias que podem ser conferidas mediante relatórios de metas acompanhadas.

Assim sendo, os Conselhos Municipais (CM) têm importante papel na atuação das políticas públicas desses segmentos com avaliação anual dos cumprimentos das metas estabelecidas e, se necessário, realizar a revisão do plano de trabalho antes do exercício do ano seguinte. No caso da política de atendimento específica para idosos por meio do Departamento Municipal da Pessoa Idosa de Pinhalzinho/SC, esse monitoramento de todas as ações e projetos é realizada mensalmente em consonância com calendário de reuniões mensais do Conselho Municipal da Pessoa Idosa (CMDPI) com referência em sua legislação Art. 9º, "ser órgão permanente, paritário, deliberativo, formulador e controlador das políticas públicas e ações voltadas para o idoso no âmbito municipal" (Lei 2.689/20).

Considerando que os Conselhos Municipais, além de serem fiscalizadores e deliberativos, esses funcionam como mediadores e articuladores entre a sociedade e o poder público, exercendo uma participação ativa no processo de criação de políticas públicas nas três esferas governamentais, ou seja, Federal, Estadual e Municipal.

PERCURSO DA PESQUISA

Este livro apresenta um estudo que foi aprovado pelo Comitê de Ética em Pesquisa pela Plataforma Brasil, CAAE: 78405824.9.0000.0116 e sob parecer n.º 6.851.504, em 27 de maio de 2024, pela Universidade Comunitária da Região de Chapecó (UNOCHAPECÓ), cidade de Chapecó/SC, onde foram garantidos todos os direitos aos participantes, atendendo aos princípios éticos contidos nas Resoluções 466/12e 510/16 do Conselho Nacional de Saúde (CNS).

Quanto à seleção das amostras, primeiramente, a pesquisadora realizou contato via telefone com a gestão da saúde do município de Pinhalzinho/SC para explicar as linhas gerais do projeto de pesquisa e para fazer o levantamento do quantitativo de profissionais que atuam na Atenção Primária em Saúde (APS). Em um segundo momento, a autora e pesquisadora traz o viés utilizado para o recrutamento dos demais sujeitos participantes da referida pesquisa, sendo esta presencialmente *in loco* no Departamento da Pessoa Idosa (DPI), por meio de convite verbal que a pesquisadora fez aos participantes e esclareceu sobre a importância das informações a serem obtidas por meio da coleta de dados sobre o tema a ser pesquisado, bem como a participação dos idosos de forma voluntária.

Também foram realizados encontros com pequenos grupos focais por atividades ofertadas diariamente e informados os participantes sobre a forma de coleta de dados sendo a participação voluntária. Durante a apresentação do referido projeto aos possíveis participantes, a pesquisadora esclareceu que estariam amparados pela Lei Geral de Proteção de Dados (LGPD 13.709/18) em vigor na atualidade, mantendo o sigilo absoluto dos dados pessoais de cada participante. Dentre os participantes, foram selecionados 600 idosos 60+ que participam de algum tipo de atividade ofertada pelo Departamento Municipal da Pessoa Idosa e 100 profissionais que atuam nas 7 Unidades Básicas de Saúde (UBSs) do município.

A pesquisadora primeiramente deu alguns esclarecimentos da importância da referida pesquisa, com a leitura do Termo de Consentimento Livre e Esclarecido (TCLE) e posteriormente apresentado os questionários estruturados com um roteiro de entrevista específicos a cada grupo (profissionais e idosos), com objetivo de explorar o máximo possível de informações acerca desta pesquisa. Mediante consentimento, também foi aplicada a Escala de Barthel e Lawton para avaliar as atividades da vida diária de alguns idosos participantes. Também foram realizadas entrevistas com idosos 60+ em pequenos grupos focais para avaliar sobre a importância dos serviços, programas e projetos ofertados a nível municipal à disposição dos idosos.

A análise dos dados foi feita a partir da coleta dos conteúdos dos questionários estruturados *ad hoc* e transcrita em dados tabulados em gráficos, bem como transcritos os resultados das escalas de funcionalidade, das entrevistas por meio dos grupos focais com idosos 60+ para se obter os resultados finais da pesquisa.

Analisando-se o modelo de pesquisa proposto por meio da realização de um estudo de caso a respeito das ações e atividades ofertadas para idosos no âmbito municipal envolvendo atividades físicas oferecidas à idosos 60+, onde o principal elemento é o envolvimento do ser humano, esta pesquisa definiu-se pelo estudo de indivíduos com os mesmos interesses, individuais ou coletivos, visando a investigação de um caso específico contextualizado e delimitado em tempo e lugar para a busca das informações. Este estudo também esteve amparado no método bibliográfico com o auxílio de literaturas e autores reconhecidos pela sua contribuição sobre o tema pesquisado.

Portanto, Yin (2015) define o estudo de caso como uma investigação empírica que investiga um fenômeno contemporâneo dentro do seu contexto de vida real, especialmente quando os limites entre o fenômeno e o contexto não estão claramente definidos. Seguido pelo mesmo autor, a metodologia pressupõe, em alguns casos, a existência de uma teoria prévia, que será testada no decorrer da investigação e admite em outros casos a construção de uma teoria a partir dos achados da pesquisa. Logo, o autor reforça que o estudo de caso obtém evidências a partir de seis fontes de dados: documentos, registros de arquivos, entrevistas, observação direta, observação participante e artefatos físicos e cada uma delas requer habilidades específicas e procedimentos metodológicos específicos (Yin, 2015).

2.1 ESTA OBRA LITERÁRIA FOI EMBASADA EM UM PROJETO DE PESQUISA DE CAMPO

O referido projeto de pesquisa procurou avaliar a implementação das políticas públicas de prevenção a saúde dos idosos que passaram a frequentar o Departamento Municipal da Pessoa Idosa frente à atenção primária em saúde e teve sua importância por levantar dados específicos de um determinado serviço público com diversas atividades diárias que vem sendo ofertado a nível de município em Pinhalzinho/SC e são de cunho preventivo à saúde de idosos 60+, concentrando o uso de recursos públicos para este novo formato e modelo de atendimento voltado à política pública gratuita.

Também, como segundo fator a âmbito municipal desta pesquisa, está a participação dos profissionais da Atenção Primária em Saúde (APS), para se levantar dados sobre os encaminhamentos realizados por esses profissionais ao Departamento da Pessoa Idosa, desde sua fundação em 2020, até os dias atuais. Foi de suma importância saber se as ações e projetos desenvolvidos no município de Pinhalzinho/SC estão sendo condizentes com o que se espera de uma política pública de qualidade, envolvendo não só o poder público municipal, mas também a comunidade em geral.

Ainda, justificou-se esse estudo com foco investigador das ações/encaminhamentos dos profissionais que atendem idosos nas unidades básicas de saúde, residentes das áreas urbana e rural para se inserir nas atividades práticas (yoga, pilates, hidroginástica, atividades físicas descentralizadas com caminhadas, alongamentos, dentre outras), melhorando sua condição física, social e mental preservando a saúde e uma vida longeva.

O presente estudo teve caráter investigativo exploratório misto, sendo esta pesquisa do tipo não experimental. As informações e dados coletados estão foram analisados minuciosamente pós-coleta que durou aproximadamente 1 mês e o público-alvo foram idosos (60+) cadastrados no Departamento Municipal da Pessoa idosa, entre janeiro de 2022 a junho de 2024.

Para o cálculo amostral final, foi utilizado o auxílio da Calculadora Amostral com margem de erro de 5% que indicou o nível de correspondência dos resultados da pesquisa com as opiniões da população pesquisada e o nível de confiança da amostra foi de 95% de confiabilidade. Estatisticamente, foram entrevistados 410 idosos (60+) e 102 profissionais que atuavam nas 7 Unidades Básicas de Saúde (UBSs), totalizando-se em 512 sujeitos entrevistados, superando-se as expectativas de participação, levando-se em consideração os critérios de inclusão e exclusão das amostras e considerando os parâmetros estatísticos para um estudo fidedigno relevante dos dados colhidos que serão posteriormente apresentados aos gestores municipais, a fim de potencializar e melhorar as ações ofertadas pelo município e dar maior visibilidade e ao mesmo tempo colher índices que possam dar embasamento à qualidade de vida e à prevenção à saúde dos idosos no município de Pinhalzinho/SC

2.2 POPULAÇÃO E AMOSTRA

A pesquisa se deu por amostragem probabilística, sendo o primeiro tamanho da população-alvo os participantes cadastrados que frequentavam algum tipo de atividade no Departamento da Pessoa Idosa, cerca de 600 idosos, onde a pesquisadora já vinha atuando como profissional concursada na coordenação das atividades diárias. O segundo tamanho da população-alvo da pesquisa foi com a participação dos profissionais que atuavam na atenção primária em saúde (APS) das 7 Unidades Básicas de Saúde (UBSs) do município de Pinhalzinho/SC, que foram convidados a responder à pesquisa, totalizando 102 profissionais.

Para chegar a esse cálculo amostral final, foi utilizado o auxílio da Calculadora Amostral com margem de erro de 5%, que indicou o nível de correspondência dos resultados da pesquisa com as opiniões da população pesquisada. O nível de confiança da amostra foi de 95% de confiabilidade. Estatisticamente, considerando os parâmetros de pesquisa estipulados anteriormente, constatou-se entre os dois segmentos populacionais-alvos desta pesquisa que havia a necessidade de entrevistar no mínimo 249 participantes. Porém, o número de participantes que respondeu à pesquisa foi de 410 idosos e 102 foram profissionais diversos da Atenção Primária em Saúde (APS). Assim sendo, a amostra de participantes foi além, demonstrando o interesse em não ficar de fora da pesquisa, o que trouxe um resultado positivo também entre as respostas coletadas.

Destes, a excluiu-se do recorte de profissionais os auxiliares de serviços gerais, odontólogos, auxiliar em saúde bucal, farmacêuticos, estagiário, agente de serviços gerais e secretária, totalizando-se em 96 participações somente da área da saúde que fizeram parte do levantamento final estatístico de respostas à pesquisa. Para chegar ao número de profissionais que atuavam na saúde, a pesquisadora realizou contato telefônico antecipado com a Coordenadora Geral da Atenção Primária em Saúde (APS). Ou seja, entre a soma dos dois universos, o tamanho da população-alvo da pesquisa foi de 712 integrantes, incluindo-se a soma dos profissionais que responderam e foram excluídos no recorte da pesquisa.

Levando-se em consideração o número de idosos que participaram da referida pesquisa, os critérios de seleção de amostras incluíram características demográficas de idade, 60 anos ou mais, por gênero (masculino e feminino) e características geográficas de domicílio com idosos residentes nas áreas urbanas e rural do município de Pinhalzinho/SC, conforme Figuras 7 e 8.

Figura 7 – Características demográficas: idosos por gênero

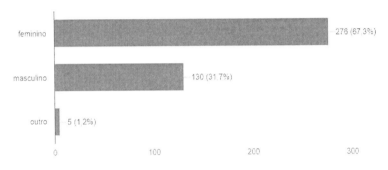

Fonte: a autora (2024)

Observa-se pelos dados colhidos, em conformidade com a Figura 7, que a maioria dos idosos que participaram da pesquisa e das atividades ofertadas pelo poder público municipal são do sexo feminino, com 276 participantes, 63,7% são mulheres idosas e 130 participantes do sexo masculino, representando 31,7% de homens idosos. Além destes, a pesquisadora utilizou a nomenclatura "outros" nos questionários para que os idosos pudessem também realizar a sua resposta, de forma a zelar sua intimidade, quando este não se vê como sexo feminino ou masculino. Dentre os 410 participantes idosos, houve os registros de 5 respostas em "outros", ou seja, 1,2% dos entrevistados não se identificam nem como masculino e nem como feminino, uma característica normal nos dias atuais e que deve ser respeitada. Assim sendo, torna-se fundamental saber as características de domicílio dos idosos e para melhor entender os dados coletados analisar a Figura 8.

Figura 8 – Características geográficas de domicílio: urbano e rural

Coloque um X no local de residência atual:

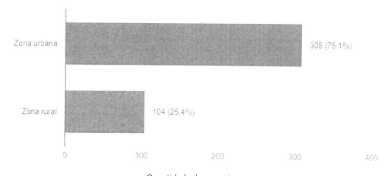

Fonte: a autora (2024)

O levantamento indicou que a maioria dos idosos que responderam à pesquisa e frequentavam as ações e atividades ofertadas pelo poder público municipal são residentes na área urbana com 308 idosos, ou seja, 75,1% dos entrevistados residem no perímetro urbano que engloba também diversos bairros. Já os idosos que pertenciam à zona rural do município e participavam da pesquisa somaram 104 participantes, ou seja, 25,4% dos entrevistados residiam na área rural que engloba diversas linhas do interior.

De ambas as localidades (urbana e rural), os idosos se deslocam por conta própria para fazer as ações e atividades junto ao Departamento Municipal da Pessoa Idosa. O município de Pinhalzinho/SC, no ano de 2023, com a Lei Municipal n.º 2.887/23, instituiu o Plano de Mobilidade Urbana do município que em seu Art. 3º, que tem por base 12 diretrizes, das quais citar-se-á as que interferem no auxílio de locomoção a idosos, tanto na zona urbana como na zona rural municipal:

> I. gerir o uso do solo orientado à descentralização dos serviços e ao uso de transporte sustentável;
>
> II. priorizar os modos de transporte não motorizados sobre os motorizados e os serviços de

transporte público coletivo e sobre o transporte individual motorizado;

III. integrar os modos de serviços de transporte urbano, rural e intermunicipal;

IV. considerar as demandas e características de moradores dos municípios que fazem parte das regiões do entorno de Pinhalzinho;

V. garantir a sustentabilidade ambiental e social dos serviços e infraestruturas de mobilidade urbana;

VI. [...];

VII. garantir espaços urbanos voltados para pessoas, com a democratização e o incentivo à utilização da cidade como meio de convivência e apropriação;

[...] (Pinhalzinho (SC), 2023, art. 3º).

O Plano de Mobilidade Urbana Municipal (PMUM) também traz em seu artigo 4º, inciso I – Do sistema de Transporte Público Coletivo (TPC), os seguintes objetivos:

a. ampliar o sistema de transporte público coletivo;

b. comunicar eficientemente as informações relativas à operação do sistema de transporte público coletivo;

c. garantir modicidade tarifária para toda a população;

d. oferecer infraestrutura com qualidade, conforto e segurança aos usuários. (Pinhalzinho (SC), 2023, Art. 4, inciso I).

Partindo dos pressupostos da legislação vigente citada, foram realizadas diversas ações com o poder público municipal, a fim de poder ofertar o transporte coletivo urbano aos munícipes que residem nas áreas rurais do município, porém sem sucesso. Para se realizar esse transporte em diversos horários, o custo é alto e não há como a empresa trabalhar com prejuízo. Dessa forma, colocou-se em prática o artigo 39 da Lei 10.741, de 1º de outubro de 2003 (Estatuto do Idoso), que assegura gratuidade dos transportes públicos urbanos e semiurbanos aos que têm mais de 65 anos. Direito constitucional. Norma constitucional de eficácia plena e aplicabilidade imediata.

Também amparados pelo artigo 230 da Constituição Federal de 1988, compete à família, à sociedade e ao Estado o dever de amparar as pessoas idosas, assegurando sua participação na comunidade, defendendo sua dignidade e bem-estar e garantindo-lhes o direito à vida. Com o intuito de aproximar a família das ações municipais que atende o público idoso a partir de 60 anos de idade, diversas reuniões foram realizadas com Grupos Tradicionais de Idosos (GTI) e familiares, a fim de ofertar um espaço que viabilizasse diversas atividades a âmbito municipal que atendesse especificamente ao público acima de 60 anos de idade. Com a implantação do serviço há dois anos, foi necessário coletar dados para a verificação de diversos pontos fundamentais colhidos entre os idosos participantes.

É importante destacar que a maioria dos idosos que estão frequentando são da área urbana, porém ressalta-se a importância que 25,4% das participações entre os entrevistados são da área rural. Com isso, ficou evidente que, mesmo sem a disponibilidade de um transporte diário, há a conscientização entre idosos e familiares para que esses possam acessar as atividades como um meio de cuidar da saúde e ao mesmo tempo se socializar, entre outros fatores que contribuem para a vida saudável dos idosos.

Quando dialogado com os que frequentavam as ações municipais, muitas vezes ouvia-se que gostariam de fazer inúmeras atividades, porém nossa região ainda é muito ligada à agricultura familiar e os idosos também contribuem com os afazeres domésticos e até mesmo nas propriedades rurais. Considerando-se todas as faixas etárias de idosos que participaram da pesquisa e que os idosos acima de 60 anos representam uma parcela significativa da população do município de Pinhalzinho/SC, aproximadamente de 14% (IBGE, 2023), sendo que a maioria deles frequenta alguma atividade ofertada, a fim de reduzir algum tipo de dano ou apenas com intuito de prevenir a saúde e a longevidade ou, ainda, em muitos casos, reintegrar-se-á à sociedade com mais independência e vitalidade.

Assim, analisar-se-á, na Figura 9, o perfil demográfico de idade dos idosos que participaram desta pesquisa para melhor compreender esta análise, sendo o envelhecimento contínuo, gradual e de alterações naturais. Considerar-se-á a relação entre 60 e 74 anos, ancião de 75 a 90 anos e velhos acima de 90 anos, que se encontram realizando algum tipo de atividade para melhorar seus aspectos físicos, psíquicos e ou fisiológicos, pois muitas funções corporais começam a declinar gradualmente com o avanço também da idade. Com isso, a pesquisadora realizou um levantamento que pode ser verificado a seguir, com base na Figura 9.

Figura 9 – Perfil demográfico: idosos participantes por faixa etária

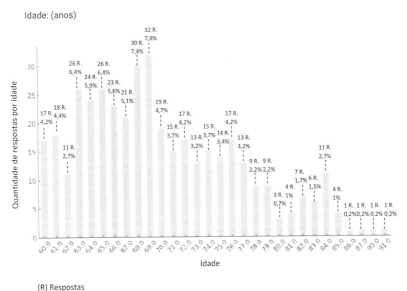

Fonte: a autora (2024)

Por meio da Figura 9, foi possível identificar o perfil de idade e o maior percentual de praticantes de atividades ofertadas pelo poder público municipal que se destaca na faixa etária de 69 anos, com 7,8% dos entrevistados. Em segundo, estatisticamente aparece na pesquisa a faixa etária de 68 anos com 7,4%. Conforme a Organização Mundial da Saúde (OMS, 2024), são 4 os estágios considerados idosos: 45 a 59 anos, a considerada meia-idade; idoso, 60 a 74 anos e senil ou velhice, 90 anos em diante. Considerando-se o que a OMS traz e verificando as participações de idosos mais velhos na pesquisa, é possível identificar na figura anterior 2% de idosos que responderam à pesquisa, um com 90 e outro com 91 anos de idade, sendo esta a idade mais avançada entre os entrevistados.

2.3 VARIÁVEIS

As hipóteses para este estudo propôs avaliar a implementação e a eficácia na execução de políticas públicas de preservação à saúde dos idosos 60+ que frequentam o Departamento Municipal da Pessoa Idosa, no município de Pinhalzinho/SC, frente à atenção primária em saúde, incluindo-se na abordagem a ser pesquisada as principais necessidades que levam idosos a participarem das ações e atividades que o poder público municipal passou a ofertar, bem como conhecer o perfil desse público no âmbito da política de Assistência Social e relacioná-los a aspectos sociais, culturais, afetivos, protetivos ligados à saúde física e mental dos idosos. A amostra compreendeu a participação de 410 integrantes 60+, sendo 276 mulheres e 130 homens idosos.

A pesquisa se deu por amostragem probabilística, sendo o primeiro tamanho da população-alvo os participantes cadastrados que frequentavam algum tipo de atividade no Departamento da Pessoa Idosa, cerca de 600 idosos. O segundo tamanho da população-alvo da pesquisa foi com a participação dos profissionais que atuavam na Atenção Primária em Saúde (APS), nas 7 Unidades Básicas de Saúde (UBSs) do município de Pinhalzinho/SC, que foram convidados a responder à pesquisa, totalizando 102 profissionais que responderam. Ou seja, entre a soma dos dois universos o tamanho da população-alvo da pesquisa seria de

700 integrantes, mas, para o cálculo amostral final, foi utilizado o auxílio da Calculadora Amostral com margem de erro de 5% que indicou o nível de correspondência dos resultados da pesquisa com as opiniões da população pesquisada e o nível de confiança da amostra será de 95% de confiabilidade.

Estatisticamente, considerando os parâmetros de pesquisa estipulados, constata-se que, entre os dois segmentos populacionais-alvos da pesquisa (idosos e profissionais), seria necessário entrevistar no mínimo 249 participantes, porém esse percentual foi muito além, totalizando 512 participantes.

Ainda, foram utilizadas ferramentas da estatística descritiva e analítica considerando a natureza das perguntas, quanto ao método quali/quanti com questionários múltiplos e diversas abordagens de informações sobre variáveis quantitativas caracterizadas pelo modelo adaptado na escala de Lawton. Ainda, utilizou-se de variáveis qualitativas (ou categóricas) e variáveis nominais (sexo e idade). Também se utilizou de variáveis cíclicas com variação comportamental dos idosos (preferências de atividades) que frequentam com maior regularidade e em diferentes períodos e em diferentes lugares (zona urbana e rural).

Assim sendo, pode-se perceber que a variável dependente corresponde ao tipo de atividade física que os idosos mais participam. Essa foi avaliada utilizando-se de questionários estruturados, conforme se apresenta na Tabela 2.

Tabela 2 – Definição e categorização de variáveis

Variável	Definição	Categorização
Idade	Considerada a idade atual	Faixas etárias
Sexo	Variável autoexplicativa	Feminino, masculino, outro
Domicílio	Local de moradia	Urbano, rural

Variável	Definição	Categorização
Importância do Serviço ofertado	Variável autoexplicativa (idosos)	Resposta descritiva
Frequência/tipo Atividades	Variável autoexplicativa (idosos)	Pilates, yoga, caminhadas artesanato, danças mistas, dança de salão, hidroginástica, canto coral, teatro, integrações, inclusão digital, cozinha experimental, cinema itinerante, memória e autoestima, Bailinho da Amizade, caminhadas orientadas, atividades físicas descentralizadas etc...
Importância da criação do serviço no município	Variável autoexplicativa (profissionais da saúde)	Resposta Descritiva
Grau de relevância das atividades ofertadas	Pontuação de 0 a 10	Pilates, yoga, caminhadas artesanato, danças mistas, dança de salão, hidroginástica, canto coral, teatro, integrações, inclusão digital, cozinha experimental, cinema itinerante, memória e autoestima, Bailinho da Amizade, caminhadas orientadas, atividades físicas descentralizadas.
Atividades com Grupos Focais (idosos)	Condição avaliada por meio de Grupos Focais: Escala de Lawton (1969) para avaliação das Atividades da Vida Diária (AVDs)	Pontos de corte: 09 pontos – totalmente dependente. 10 a 15 pontos – dependência grave. 16 a 20 pontos – dependência moderada. 21 a 25 pontos – dependência leve. a 27 pontos - independente.

Fonte: a autora (2024)

2.4 INSTRUMENTOS DE MEDIÇÃO E TÉCNICAS

O uso de diferentes métodos de análise de pesquisas ajuda os pesquisadores a construírem um trabalho acadêmico investigativo com a utilização de métodos e procedimentos que possam avaliar com mais eficácia os dados que foram coletados durante a prática, incluindo-se elementos qualitativos e quantitativos com predomínio qualitativo. O estudo é caracterizado por políticas públicas, sendo necessário um modelo que representa a forma de avaliar e explicar esse processo investigativo para materializar sua análise, conforme segue na representação gráfica da Figura 10.

Figura 10 – Organograma: fases da pesquisa

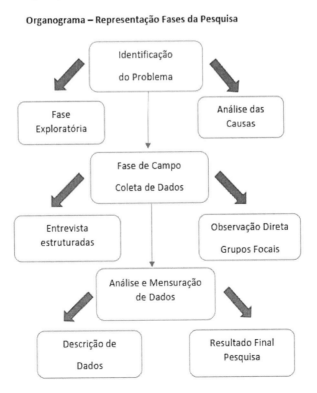

Fonte: a autora (2024)

Com a utilização de instrumentais adequados, como questionários estruturados contemplando perguntas abertas, com a possibilidade de inclusão de dados relevantes sobre o interesse nas atividades ofertadas pelo Departamento Municipal da Pessoa Idosa, bem como a idade, gênero, as iniciais de identificação dos participantes e perguntas fechadas de múltipla escolha desenvolvidas para os idosos participantes poderem avaliar o grau de importância das ações que eles frequentam diariamente. Também utilizou-se questionário estruturado de múltipla escolha com perguntas fechadas e uma mista, a fim de possibilitar aos profissionais que atuam nas Unidades Básicas de Saúde (UBSs) a participação e opinião própria sobre os possíveis benefícios que as diversas atividades proporcionam a quem esses atendem e encaminham ou orientam a frequentar junto ao Departamento da Pessoa Idosa. Todas as perguntas foram elaboradas cuidadosamente, a fim de manter a confiabilidade dos dados coletados e a sensibilidade dos atores envolvidos.

Os métodos qualitativos utilizados como descrição das respostas referentes às atividades que os idosos realizam apresentam uma riqueza de informações que devem ser registradas e farão a diferença na fase de análise dos dados coletados. Por outro lado, a abordagem quantitativa também foi necessária para se contabilizar o número de profissionais e idosos participantes, além do número de atividades ofertadas pelo Departamento da Pessoa Idosa e número de Unidades Básicas de Saúde que foram incluídas na referida pesquisa, sendo esta uma forma fácil de interpretar dados e obter respostas exatas, tendo em vista ser esta pesquisa um estudo de caso de natureza exploratória, com um quantitativo de sujeitos diretamente envolvidos no processo. Ou seja, por ser uma pesquisa que envolve a participação direta dos sujeitos, a ação desses caracterizou-se pela interação entre a pesquisadora e os membros das situações investigadas.

Ainda, por meio de entrevistas com grupos focais, foi utilizado um questionário adaptado para a coleta de dados com base na Escala de Lawton (1969) e Katz (1963) para avaliar as Atividades da Vida Diária (AVDs) e as Atividades Instrumentais da Vida Diária (AIVDs) relacionadas às ações de participação social e capacidade funcional dos idosos participantes, abrangendo aspectos diversos com grau de pontuações que variavam de 0 (zero) a 6 (seis) pontos para o desempenho na realização de tarefas diárias. Esse construto apresentou evidências de confiabilidade facilitando a coleta de dados de forma adequada identificando pontos-chave na referida pesquisa.

2.5 PROCEDIMENTOS

Os métodos qualitativos utilizados como descrição das respostas referentes às atividades que os idosos realizam apresentam uma riqueza de informações que devem ser registradas e farão a diferença na fase de análise dos dados coletados. Por outro lado, a abordagem quantitativa também foi necessária para se contabilizar o número de profissionais e idosos participantes, além do número de atividades ofertadas pelo Departamento da Pessoa Idosa e número de Unidades Básicas de Saúde (UBS) que foram incluídas na referida pesquisa, sendo esta uma forma fácil de interpretar dados e obter respostas exatas, tendo em vista ser esta pesquisa um estudo de caso de natureza exploratória com um quantitativo de sujeitos diretamente envolvidos no processo. Ou seja, por ser uma pesquisa que envolve a participação direta dos sujeitos, a ação destes caracterizou-se pela interação entre a pesquisadora e os membros das situações investigadas.

Ainda, por meio de entrevistas com grupos focais, foi utilizado um questionário adaptado para a coleta de dados com base na Escala de Lawton (1969) e Katz (1963) para avaliar as Atividades da Vida Diária (AVDs) e as Atividades Instrumentais da Vida Diária (AIVDs) relacionadas às ações de participação social e capacidade funcional dos idosos participantes, abrangendo aspectos diversos com grau de pontuações que variavam de 0 (zero) a 6 (seis) pontos para o desempenho na realização de tarefas diárias. Este construto apresenta evidências de confiabilidade, facilitando a coleta de dados de forma adequada, identificando pontos-chave na referida pesquisa.

Tabela 3 – Fontes de pesquisa e métodos auxiliares

Fontes	Métodos
Google Acadêmico e SciElo	Saúde do idoso, atividades físicas, intervenção social, socialização e políticas públicas
Quadro Escala de Lawton	Modelo adaptado Anexo A

Fonte: a autora (2024)

Tabela 4 – Etapas e processo de aplicação dos questionários

Etapas	Número de Participantes	Tempo Estimado
Questionários aplicados a idosos	410	30 dias
Questionários aplicados a profissionais da saúde	102	10 dias

Fonte: a autora (2024)

Tabela 5 – Atividades com grupos focais

Quantidade de grupos focais	Identificação dos grupos focais
01	Departamento da Pessoa Idosa (Centro)
01	Grupo Focal Praça do Lago (Centro)
01	Grupo Focal Santa Paulina (Nova Divinéia)
01	Grupo Focal Renascer (Sede Caminhoneiros)
01	Grupo Focal Força da Amizade (Distrito de Machado)
01	Grupo Focal Hidroginástica (Piscina Bombeiros Militar)
Total: 06	

Fonte: a autora (2024)

Tabela 6 – Etapa de análise e tabulação de dados

Análise das amostras coletadas	Tabulação e mensuração dos dados
Google Acadêmico e SciElo	Saúde do idoso, atividades físicas, intervenção social, socialização e políticas públicas

Fonte: a autora (2024)

Após a tabulação dos dados com grupos focais, realizou-se a representação em gráficos que pode ser vista no modelo na Figura 8, na qual se identificou em cada Grupo Focal o número de integrantes que participaram da referida pesquisa, sendo: 49 participantes que responderam pertencem ao Grupo Focal Renascer, representa 13,8% de entrevistados; 57 participantes são pertencentes ao Grupo Focal Santa Paulina (Nova Divinéia), representa 16% de entrevistados; 33 participantes são pertencentes ao Grupo Focal Força da Amizade (Distrito de Machado), representa 9,3% dos entrevistados; 67 participantes pertencem ao Grupo Focal Praça do Lago (Centro), representa 18,8% dos entrevistados; 252 participantes pertencentes ao Departamento da Pessoa Idosa (Centro), representa 70,8% dos entrevistados e 110 participantes pertencem ao Movidoso Hidroginástica (Piscina Bombeiros Militar), representando 30,9% dos participantes, totalizando a contribuição de 356 idosos que responderam ao questionário Grupos Focais Descentralizado, conforme Figura 11.

Figura 11 – Representação: grupos focais descentralizados e participantes 60+

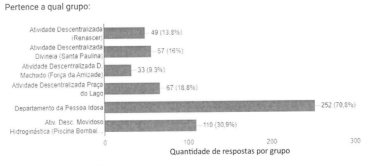

Fonte: a autora (2024)

Dentre todos os recursos disponíveis que há no município de Pinhalzinho voltados à prevenção e à saúde dos idosos 60+, com a disponibilidade das diversas atividades pelo período de 2 anos e 5 meses estando disponíveis gratuitamente, a pesquisadora optou em levantar as preferências dos idosos, conforme observa-se na Figura 12.

Figura 12 – Recursos, ações e atividades que idosos frequentam ou já frequentaram desde janeiro de 2022

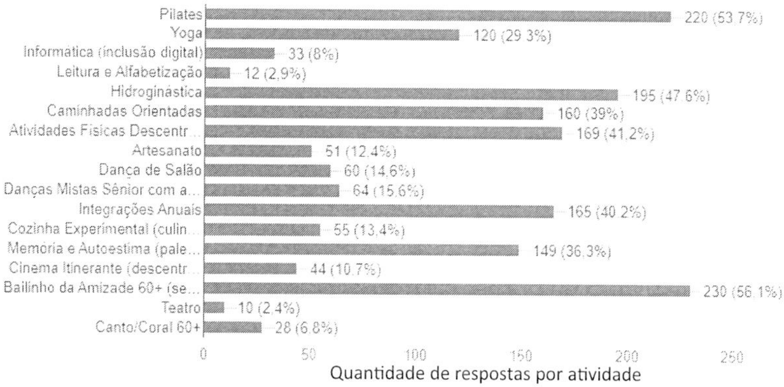

Fonte: a autora (2024)

Com análise na Figura 14, os 410 idosos participantes da pesquisa responderam sobre as atividades que tiveram maior destaque preferencial de frequência semanal por ordem:

a. 1ª – Bailinho da Amizade 60+ com 230 respostas, 56,1% de preferência;

b. 2ª – Pilates 60+ com 220 respostas, 53,7% de preferência;

c. 3ª – Hidroginástica 60+ com 220 respostas, 53,7% de preferência;

d. 4ª – Atividades Físicas Descentralizadas 60+ com 169 respostas, 41,2% de preferência;

e. 5ª – Integrações anuais 60+ com 165 respostas, 40,2% de preferência;

f. 6ª – Caminhadas orientadas 60+ com 160 respostas, 39% de preferência;

g. 7ª – Oficina Memória e Autoestima 60+ (palestras) com 149 respostas 36,3% de preferência;

h. 8ª – Yoga 60+ com 120 respostas, 29,3% de preferência;

i. 9ª – Danças mistas sênior 60+ com 64 respostas, 15,6% de preferência;

j. 10ª – Dança de salão 60+ com 60 respostas, 14,6% de preferência;

k. 11ª – Cozinha experimental 60+ (culinária) com 55 respostas, (13,4%) de preferência;

l. 12ª – Artesanato 60+ com 51 respostas, (12,4%), de preferência;

m. 13ª – Cinema itinerante 60+ (descentralizado) com 44 respostas, 10,7%) de preferência;

n. 14ª – Inclusão digital 60+ (informática) com 33 respostas, 8% de preferência;

o. 15ª – Canto coral 60+ com 28 respostas, 6,8% de preferência;

p. 16ª – Leitura e alfabetização 60+ com 12 respostas, 2,9% de preferência;

q. 17ª – Teatro 60+ com 10 respostas, 2,4% de preferência.

Com isso foi possível perceber, das 17 atividades ofertadas pelo Departamento Municipal da Pessoa Idosa até o ano de 2024, conforme análise na Figura 14, as dez primeiras atividades mais citadas na preferência de realização dos idosos foram: Bailinho da Amizade, pilates, hidroginástica, atividades físicas descentralizadas, integrações anuais, caminhadas orientadas, oficina Memória e Autoestima, yoga, danças mistas sênior, dança de salão. Com esses dados de preferências por essas atividades, o poder público municipal tem a certeza de que está investindo em política pública aberta, gratuita e de qualidade. Pois a melhora dos aspectos sociais, físicos, mentais e de sociabilidade podem também ser analisados na Figura 15, na qual é possível observar que, dos 410 idosos que participaram da pesquisa, 86,1% desses dizem fazer as atividades para a melhora de sua saúde, enquanto 41,2% dizem frequentar por indicação médica. Outros 40,2% optaram por auxiliar na reabilitação física e motora e, por fim, apenas 34,9% dos entrevistados disseram que a falta de socialização (isolamento social) é o principal motivo para frequentarem.

Com isso, observa-se um elevado percentual de positivismo na oferta das ações e atividades ofertadas ao público idoso, como se observa na Figura 13.

Figura 13 – Principais motivos que levam idosos a frequentar as atividades ofertadas pelo município

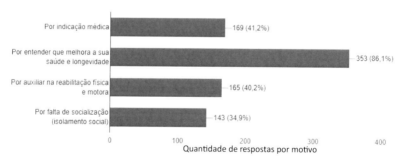

Fonte: a autora (2024)

Partindo do pressuposto de que as equipes de profissionais da saúde que atuam na Atenção Primária (APS) também participaram e após a coleta de dados junto aos diversos profissionais que atuam nas diversas Unidades Básicas de Saúde (UBSs) do município de Pinhalzinho/SC, torna-se fundamental apresentar essa coleta, de forma a identificar se o processo de coleta e aplicação atingiu os objetivos propostos pela pesquisa a partir das informações obtidas. Dessa forma, os dados que se apresentam a seguir permitirão à pesquisadora extrair *insights* valiosos sobre a percepção dos serviços ofertados junto aos trabalhadores da área da saúde do município.

Sendo de suma importância em uma coleta, a análise foca na diversidade de respostas colhidas para extrair as informações mais relevantes e mensuráveis do ponto de vista daqueles que fornecem o atendimento à população idosa no âmbito da saúde, que poderão ser úteis com a possibilidade dos gestores avaliarem os dados obtidos para tomar decisões que venham pautar a melhoria dos serviços ofertados, baseado em dados reais apresentados na pesquisa, sendo essa uma etapa essencial na produção de conhecimento científico, a partir da categorização adequada às hipóteses da investigação.

Para ser possível a extração dos dados coletados, a Figura 14 mostra o percentual de participação de profissionais que responderam à pesquisa, sendo a participação dividida pela localização de atuação dos profissionais por Unidades Básicas de Saúde (UBSs) no município. Conforme a imagem, observa-se que a pesquisa foi bem aceita entre os profissionais diversos que têm algum tipo de contato com o público idosos 60+ nos atendimentos das 7 Unidades Básicas de Saúde (UBSs).

Figura 14 – Número de profissionais participantes da pesquisa por ESFs

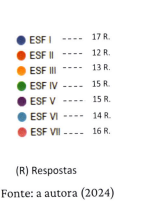
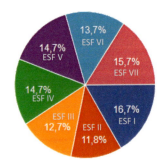

(R) Respostas

Fonte: a autora (2024)

A pesquisa foi bem aceita entre os diversos profissionais que atuam na área da saúde, sendo que 102 profissionais de áreas variadas como mostra a Figura 15 e as respectivas profissões nas quais o maior número de participação foi com o profissional "agente de saúde", com 30 respostas representando 31,3% de participação. Em segundo lugar, obteve-se 17 participações de "técnicos de enfermagem", equivalendo-se a 17,7%. Em terceiro lugar, aparece o "enfermeiro", com 8 participantes e 8,3%. Em quarto lugar, obteve-se a participação de 4 "coordenadores", com 4,2% de participação. Em quinto e último lugar, obteve-se a participação de 01% dos profissionais de diversas áreas de atuação, sendo: 1 psicólogo, 1 nutricionista, 1 médico (clínico geral), 1 fonoaudiólogo, 1 assistente social e 1 terapeuta ocupacional, ou seja, 65 são profissionais que responderam dentro da estimativa, conforme observa-se na Figura 15.

Figura 15 – Número de participantes e respectivas profissões exercidas na Atenção Primária em Saúde

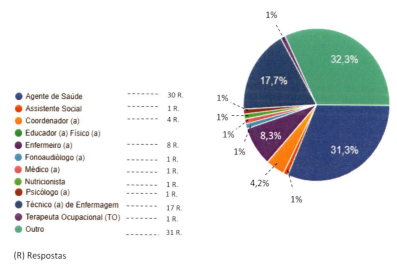

(R) Respostas

Fonte: a autora (2024)

Com a coleta de dados das 7 Unidades Básicas de Saúde, observa-se que 32,3% dos entrevistados não fazem parte do recorte da pesquisa, sendo profissionais que atuam na Atenção Primária em Saúde com 31 pessoas que responderam sendo consideradas em "outro" e identificando-se descritivamente por: auxiliares de limpeza, auxiliares de saúde bucal, odontólogos, farmacêuticos, estagiário e recepcionistas. Totalizando-se em 96 respostas coletadas consideradas e, para completar as 102 colhidas, alguns profissionais não se identificaram em nenhuma das profissões.

Seguindo a lógica da pesquisa e quando na entrevista foi perguntado sobre "encaminhar" ao Departamento Municipal da Pessoa Idosa (Lei 2.689/20) com a oferta de diversas atividades voltadas ao público idoso 60+, garantindo direitos sociais e uma vida ativa, feliz e saudável, 87 profissionais responderam que sim, já encaminharam algum idoso para frequentar atividades no departamento, atingindo-se 84,5% que já tinham conhecimento das ações ofertadas. Destes, ainda 16 profissionais responderam que não encaminharam, ou seja, 15,5% dos entrevistados responderam que desconheciam as ações e atividades do Departamento, bem como não possuem em seus protocolos esse tipo de encaminhamento.

Alinhando-se às ações ofertadas, também foi necessário saber as principais causas de encaminhamento de idosos para frequentarem as ações e atividades ofertadas em âmbito municipal. É possível aos gestores de ambas as áreas (Assistência Social e Saúde) perceber que as três maiores causas de demandas enviadas pelo setor da saúde na inclusão de idosos nas atividades estão o "isolamento social, problemas de locomoção, seguido por problemas de depressão". Causas essas que requerem um esforço das equipes em esclarecer aos idosos sobre a importância dessas inclusões nas ações ofertadas especialmente a esse público, pois os idosos com pouca locomoção perdem qualidade de vida e acabam se isolando da vida social, conforme percebe-se na Figura 16.

Figura 16 – Principais motivos para encaminhar idosos 60+ a frequentar as ações e atividades no Departamento da Pessoa Idosa

102 respostas

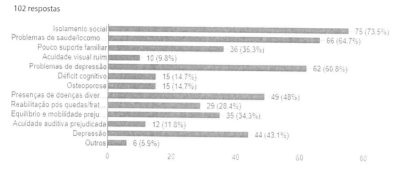

Fonte: a autora (2024)

Por fim, nessa fase da vida (velhice), geralmente os idosos já frequentam mudanças indesejadas e os familiares têm um papel fundamental nesse contexto, pois eles precisam estar atentos e conscientizar os idosos incentivando-os e dando suporte necessário, como levá-los a espaços públicos onde as ações e atividades acontecem diariamente e exclusivamente a esse público.

2.6 ANÁLISE ESTATÍSTICA

O método de análise proposto para este trabalho esteve pautado em um estudo descritivo do tipo não experimental investigativo misto, no qual os dados de campo foram obtidos por meio de entrevistas estruturadas e a análise dos conteúdos coletados deu-se por critérios rigorosamente quali/quanti de todas as entrevistas coletadas, consolidando-se o método analítico. Ainda, com base na média aritmética, esta foi calculada pela soma de todos os elementos, ou seja, pode ser calculada por diversos métodos, cada um dos quais aplicáveis a situações específicas, sendo que a mais usual é a média aritmética. No caso desta pesquisa, por exemplo, esta é calculada pela soma de todos os elementos dividida pelo número de elementos a serem pesquisados.

Por exemplo, a média a média aritmética da série {1,1,2,6} é (1+1+2+6) /4=2,5 ou seja, matematicamente representada pela fórmula:

$$\bar{x} = \frac{x_1 + x_2 + \cdots + x_n}{n} = \frac{1}{n}\sum_{i=1}^{n} x_i$$

Média Aritmética (MA) simples que, de maneira geral, os gráficos são demonstrados, levando em consideração a relação entre o número de entrevistados e as opções de respostas disponibilizadas (Nunes, 2024). Também se utilizou de análise de conteúdos, a fim de compreender a temática por meio de palavras, frases e dados demográficos e geográficos para se atingir os objetivos propostos pela pesquisadora. Os sujeitos da pesquisa (idosos e profissionais da saúde) responderam a questões que abordaram a opinião deles sobre a criação do Departamento da Pessoa Idosa, sobre o entendimento das atividades e principalmente sobre categorização, descrição, inferência, interpretação e possíveis encaminhamentos de idosos para frequentar as ações e atividades ofertadas pelo município.

Dentro da categorização, foi realizada a classificação dos materiais coletados e das informações com análise estatística. Utilizando-se de porcentagem para expor os diferentes resultados e com isso identificar os pontos positivos como a percepção dos idosos, em relação à frequência nas atividades físicas, à melhora da saúde e ao bom humor com uma vida social mais ativa. Na descrição, foram elencadas etapas importantes do estudo, visando agregar os resultados obtidos com escalas qualitativas e quantitativas adequadas à análise dos resultados finais apresentados.

Na etapa da inferência, os resultados encontrados foram analisados de forma ampla para se compreender as convergências e divergências com a literatura que fala sobre o assunto da pesquisa. Na fase da interpretação, buscou-se compreender de forma ampla os resultados obtidos com a pesquisa, a fim de contribuir para o campo científico, pautando-se na relevância das atividades ofertadas pelo município, período de frequência, motivos que levaram idosos a frequentar e sobre a eficiência/eficácia dos serviços prestados como política pública aberta e gratuita a idosos 60+. Para completar a análise e o tratamento das informações coletadas durante a pesquisa, também se utilizou a técnica de análise dos questionários aplicados com representações de imagens em gráficos e tabelas, sendo uma adaptada pela Escala de Lawton (1969), com pontuações para avaliar as atividades da vida diária (AVDs) dos participantes.

RESULTADOS

A pesquisa levou em consideração a representação de atividades com maior frequência pelos idosos, sendo esse um índice importante que fornece dados complementares à Gestão Municipal para que esta possa possibilitar a melhoria dos serviços prestados, bem como possibilitar aos próprios idosos a própria escolha de suas atividades e preferências. Isso mostra um grau de importância pela procura dessas atividades, sendo relevante ao poder público municipal avaliar, por meio do índice percentual, o quanto essas atividades são relevantes para a vida dos idosos. Cada atividade tem um caráter de proteção na saúde física e mental, estimulando a procura pelas atividades que eles mesmos decidirem. Quanto aos participantes deste estudo, foram levadas em consideração todas as atividades que já foram em algum momento disponibilizadas, entre os anos de 2022 a junho de 2024.

Dos 410 idosos que participaram da pesquisa, 276 eram mulheres idosas, cerca de 67,3% das entrevistadas e 130 idosos foram homens idosos, cerca de 31,7% dos entrevistados. Considerando que em "outros" apareceram 5 respostas, ou seja, 1,2% dos entrevistados que não se declaram em nenhum dos dois tipos de gênero (masculino e feminino). A faixa etária dos participantes idosos compreendeu dos 60 anos aos 80 anos de idade e dos mais longevos de 80 a 91 anos de idade.

Dos profissionais da saúde, 102 responderam à pesquisa, porém destes, 65 respostas são consideradas dentro do recorte de profissionais que atuam no atendimento a idosos. Os demais, cerca de 37, não são profissionais que atendem idosos, porém responderam à pesquisa por fazerem parte das equipes de trabalho (auxiliares de limpeza, auxiliares de saúde bucal, odontólogos, farmacêuticos, estagiário e recepcionistas).

Partindo dessas informações colhidas com o público participante da pesquisa, os resultados foram sendo apresentados a partir das seguintes sistematizações, nos capítulos anteriores deste trabalho e nos capítulos posteriores, nos quais podem ser analisados, por meio de figuras e tabelas e dentro dos objetivos propostos no projeto de pesquisa, quando se trouxe os seguintes dados:

➤ características demográficas da amostra estudada;

➤ característica de zoneamento urbano e rural;

➤ perfil de idosos que frequentam as atividades no Departamento da Pessoa Idosa;

➤ aspectos sociais, culturais, afetivos e protetivos à saúde física e mental dos idosos que influenciam em seu dia a dia após frequentar as atividades ofertadas;

➤ possíveis impactos após a implementação desse serviço no município frente à Atenção Primária em Saúde.

➤ motivos que levaram idosos a frequentar o Departamento da Pessoa Idosa.

3.1 ATIVIDADES COM MAIOR FREQUÊNCIA PELOS IDOSOS E POR PERÍODOS

Para melhor análise do conjunto de fatores que estão associados aos levantamentos desta pesquisa, foram colhidas 397 respostas de preferências por atividades que os idosos frequentavam, sendo: bailinho 60+, pilates, hidroginástica, caminhadas orientadas, integrações anuais, atividades físicas descentralizadas, oficina Memória e Autoestima, artesanato, danças mistas sênior, cozinha experimental, dança de salão, cinema itinerante, canto coral, inclusão digital, leitura e alfabetização e teatro, conforme Figura 17, com destaque para o Bailinho da Amizade 60+ como uma das atividades mais frequentada e preferida dos idosos entrevistados, onde 230 deles responderam essa opção de atividade, representando 56,1% de preferência. Em segundo, aparece com maior destaque a atividade de pilates com 220 respostas colhidas, ou seja, 53,7% de preferência em frequentá-la.

Figura 17 – Atividades com maior frequência realizada pelos idosos

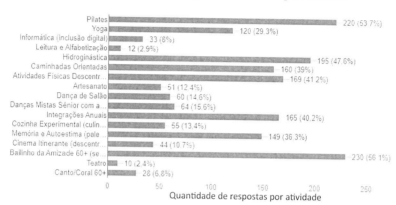

Fonte: a autora (2024)

Considerando que o presente estudo teve por estratégia a coletas de dados que possibilitará aos gestores municipais e profissionais que trabalham nessas áreas vislumbrar a continuidade das atividades também pela preferência que cada idoso e, embora este seja delimitado, é capaz de trazer a percepção do indivíduo na adoção de um estilo de vida prazeroso e saudável. O conjunto desses hábitos e comportamentos preferenciais por atividades que eles mais gostam de frequentar auxilia a envelhecer com otimismo, entendendo que sua participação nas mais diversas atividades articuladas à rede de apoio com outros idosos 60+ promove uma vida ativa e longeva com muito mais qualidade de vida.

Outro fator importante analisado na pesquisa refere-se ao tempo em que os idosos já vinham frequentando as atividades ofertadas pelo Departamento da Pessoa Idosa, sendo que os participantes em sua maioria responderam estar há aproximadamente 2 anos realizando algum tipo de atividade, ou seja, 59,3% dos entrevistados. Também foi observado que houve um crescimento pela procura das atividades nos últimos 6 meses de 2024, sendo identificado 5,6% e 7,6%, respectivamente, conforme Figura 18.

Figura 18 – Período de tempo que os idosos frequentam as atividades ofertadas pelo município

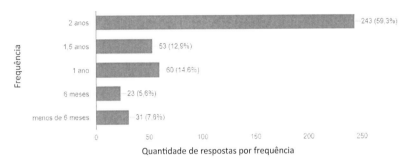

Fonte: a autora (2024)

Observa-se nas respostas que a maioria dos idosos passaram a frequentar as atividades desde o início, sendo em média 10% de adesão mensal contínua durante os primeiros 2 anos. Depois, entre 1 e 2 anos, houve um crescimento moderado inferior a 4% de procura ao mês e, nos últimos 6 meses, houve um acréscimo moderado para 4,47% de procura mês. Ou seja, para se chegar a esses fatores, utilizou-se a média simples dos períodos, apontando que sempre há novas procuras e inserções de novos integrantes nas atividades.

3.2 TÉCNICA DE COLETA DE INFORMAÇÕES ATRAVÉS DA ESCALA DE LAWTON – ADAPTADA

Por conseguinte, para o tratamento das informações coletadas, utilizou-se a técnica de análise dos questionários aplicados com representações de imagens em gráficos e tabelas, sendo uma adaptada pela Escala de Lawton (1969), com pontuações para avaliar as atividades da vida diária (AVDs) que os idosos conseguem realizar, além de ser possível identificar as faixas etárias e quantidades de respostas dadas pelos idosos na aplicação dessa escala que visa avaliar o desempenho dos idosos, em relação às atividades instrumentais, a fim de se verificar como está a sua independência funcional diária.

O estudo mostrou, por meio da Figura 19, que a maior faixa etária dos participantes foi 91 anos e a menor em 60 anos. Ou seja, por meio do quadro Escala de Lawton (1969), embora adaptado, por ser interrogatório, possui perguntas direcionadas que abarcam situações cotidianas e essenciais para uma vida independente. Seguindo ainda com a análise nas perguntas que foram adaptadas aos idosos, essas foram compostas de 9 questões, sendo com itens que se referiam a:

a. agachar-se, sentar-se no chão, deitar-se e levantar-se;

b. ir a locais distantes, usando algum transporte sem necessidade de acompanhamento;

c. fazer compras e memorizar nomes de rótulos e de locais/pessoas;

d. preparar suas próprias refeições;

e. consegue arrumar a casa;

f. fazer trabalhos manuais domésticos, lavar e passar sua roupa e fazer pequenos reparos;

g. fazer trabalhos manuais domésticos, lavar e passar sua roupa e fazer pequenos reparos;

h. tomar seus remédios na dose e horários corretos;

i. consegue cuidar de suas finanças.

Posteriormente, a análise das respostas coletadas e seguida da avaliação de pontuação que varia entre 3 pontos, quando os idosos realizam atividades "sem ajuda"; 2 pontos, quando os idosos realizam atividades "com ajuda parcial"; 1 ponto, quando os idosos não conseguem realizar tarefas simples sozinhos. Ou seja, a pontuação máxima dessa escala fica em 27 pontos.

O principal objetivo da escala foi verificar o desempenho em nove funções, atividades instrumentais que possibilitam viver sua vida de maneira independente. A partir do resultado dessa escala e após uma avaliação médica (se necessário), é passível de se traçar um plano de cuidados, levando-se em consideração as particularidades de cada um e ao mesmo tempo poder acompanhar a evolução no tratamento. Conforme análise da Figura 20, observa-se as respostas coletadas nos grupos focais com idosos.

Após a aplicação da Escala de Lawton, também foi possível se observar na respectiva Figura 19 a referência de menor e a maior idade entre os idosos que frequentam as atividades, ou seja, de 60 a 91 anos de idade.

Figura 19 – Quadro Escala de Lawton: análise dos resultados e respostas por idade

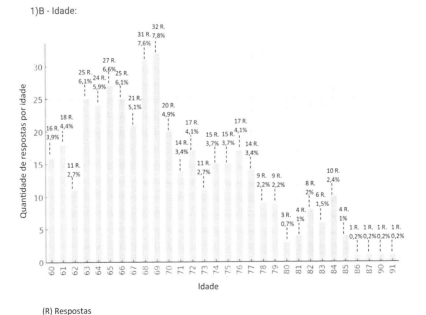

(R) Respostas

Fonte: a autora (2024)

Por conseguinte, a Figura 20 identificou que a maioria dos idosos que responderam às perguntas do número 1 ao 9 conseguem realizar todas as tarefas "sem a ajuda de outra pessoa", representado pela cor azul, onde a maior pontuação ficou na escala de 3 pontos por respostas coletadas. Já com 2 pontos e representado pela cor vermelha, estão as respostas de idosos que necessitam de alguma ajuda para realizar as diversas tarefas. Por último, as respostas valendo 1 ponto foram a minoria com a cor laranja, em que os idosos não conseguem realizar suas tarefas. Ou seja, pode se fazer a análise com as seguintes pontuações:

a. 9 pontos – totalmente dependente;

b. 10 a 15 pontos – dependência grave;

c. 16 a 20 pontos – dependência moderada;

d. 21 a 25 pontos – dependência leve;

e. 25 a 27 pontos – independente.

Essa escala foi adaptada para que os idosos pudessem respondê-la, associando o fazer diário de cada idoso e a prevalência de respostas, conforme coleta, revelou-se que, dos 410 idosos participantes, a maioria respondeu:

Pergunta número 1 – obteve 370 respostas de idosos que realizam tarefas de agachar-se, sentar-se, levantar-se e deitar-se no chão sem nenhuma ajuda, ou seja, 90,24% dos entrevistados atingiram pontuação máxima (3 pontos), isto é, não necessitam de auxílios; 32 idosos responderam na pergunta 1 que precisam de ajuda, ou seja, 7,8%, atingindo pontuação de 2 pontos; e com 1 ponto, 9 idosos representando 2,19% das respostas obtidas, responderam que não conseguem realizar tarefas sozinhos.

Pergunta número 2 – obteve 376 respostas de idosos valendo 3 pontos, responderam que conseguem realizar tarefas, como ir a lugares distantes, usar algum transporte sem a necessidade de acompanhante, ou seja, 91,70%; com 28 respostas valendo 2 pontos e representando 6,82%, são idosos que necessitam de algum tipo de ajuda e zero respostas de idosos com 1 ponto, ou seja, nenhum idosos pontuou nesse item.

Pergunta número 3 – obteve 387 respostas de idosos valendo 3 pontos, ou seja, 94,39% responderam que conseguem fazer compras, memorizar rótulos e ou memorizar nomes de locais; com 28 respostas foram de idosos valendo 2 pontos, ou seja, 6,82% responderam que necessitam de ajuda; com 1 ponto, 0 respostas, ou seja, ninguém respondeu não conseguir.

Pergunta número 4 – obteve 387 respostas valendo 3 pontos, ou seja, 94,39% de idosos que conseguem preparar suas próprias refeições; 21 idosos responderam valendo 2 pontos, ou seja, 5,12% necessitam de ajuda para preparar suas refeições. Com 1 ponto, nenhum idosos marcou essa resposta de não conseguir.

Pergunta número 5 – alcançou a cifra de 374 respostas valendo 3 pontos, ou seja, 91,21% de idosos responderam que conseguem arrumar a casa sem ajuda; seguindo 32 idosos responderam valendo 2 pontos, ou seja, 7,80% responderam necessitar de ajuda nas tarefas da casa e somente 5 idosos responderam valendo 1 ponto, ou seja, 1,21% não conseguem arrumar a casa e são totalmente dependentes de auxílio.

Pergunta número 6 – 369 idosos responderam valendo 3 pontos, ou seja, 90% que não necessitam de ajuda para lavar, passar e fazer pequenos reparos em casa; 32 idosos responderam valendo 2 pontos, ou seja, 7,80% necessitam de ajuda para as tarefas domésticas, e 9 idosos responderam valendo 1 ponto, ou seja, 2,19% não conseguem fazer as tarefas domésticas, ou seja, são dependentes de auxílio de outra pessoa.

Pergunta número 7 – 390 idosos responderam valendo 3 pontos, ou seja, 95,12% que passaram a frequentar atividades físicas e de lazer sem nenhum auxílio; 17 idosos responderam valendo 2 pontos, ou seja, 4,14% necessitam de alguma ajuda para realizar suas atividades; apenas 3 idosos responderam valendo 1 ponto, ou seja, 0,73% disseram ser dependentes e não conseguirem realizar atividades físicas.

Pergunta 8 – 371 idosos assinalaram valendo 3 pontos, ou seja, 90,48% que não precisam de ajuda para tomar sua medicação e cuidar dos horários. Quarenta e um deles apresentaram respostas que valem 2 pontos, ou seja, 10% necessitam de ajuda na dosagem medicamentosa e, por fim, 8 idosos responderam valendo 1 ponto, representando 1,95%, são totalmente dependentes de auxílio quando se trata de medicamentos.

Pergunta 9 – 352 idosos responderam valendo 3 pontos, ou seja, 85,85% que conseguem cuidar de suas finanças sozinhos, são independentes; 58 deles responderam valendo 2 pontos, ou seja, 14,14% têm algum tipo de necessidade de ajuda, quando o assunto é finanças, e somente 3 idosos responderam valendo 1 ponto, ou seja, 0,73% não conseguiam cuidar de seus benefícios, entre outros, ou seja, são totalmente dependentes para esta tarefa.

Com isso, foi possível verificar junto à Figura 20 as respostas colhidas entre os participantes desta pesquisa.

Figura 20 – Quadro Escala de Lawton: análise de resultados das perguntas

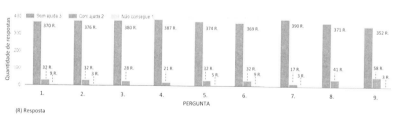

Fonte: a autora (2024)

Após a avaliação da coleta dos dados referenciados na Escala de Lawton (1969), na qual foi possível avaliar o desempenho dos idosos participantes desta pesquisa, garantindo uma vida mais independente, é possível analisar os seguintes resultados, após se fazer a soma de todos os resultados e dividir pela média de respostas obtidas, conforme letras A, B e C.

a. Em primeiro lugar, com 3 pontos, representando os idosos que são totalmente independentes para as atividades da vida diária (AVDs), apresentam autonomia total foi de 91,48% dos idosos participantes;

b. Em segundo lugar, com 2 pontos, representando os idosos que apresentam alguma dependência para as atividades da vida diária (AVDs), depende de algum auxílio foi de 7,82% dos idosos participantes;

c. Em terceiro lugar, com 1 ponto, representando os idosos que são totalmente dependentes para as atividades da vida diária (AVDs), foi de 1% dos idosos participantes.

d. Com isso, observou-se que, por meio dos resultados alcançados na pesquisa, é possível avaliar que a prática das atividades regulares que o município oferta ao público idoso 60+ favorece bons níveis de autonomia na terceira idade, pois, além de promover autonomia, previne e reabilita idosos acrescentando níveis de prevenção à saúde, diminuindo o sedentarismo para uma vida ativa, saudável e longeva.

3.3 GRAU DE RELEVÂNCIA DAS ATIVIDADES OFERTADAS PELO MUNICÍPIO AOS IDOSOS 60+

Para melhor entender a preferência dos idosos que procuram realizar as atividades ofertadas pelo município, a pesquisadora buscou trazer a correlação entre as atividades que os idosos participantes executam diariamente no Departamento da Pessoa Idosa, bem como as atividades descentralizadas.

Na pesquisa, foi perguntado aos idosos que pontuassem com nota em uma escala de 0 (zero) a 10 (dez) todas as atividades que o município disponibiliza a idosos 60+, mesmo que esses não frequentassem algumas dessas atividades, mas tivessem conhecimento sobre e que se outro idoso frequentava e eles poderiam também pontuá-las. Dessa forma, em respostas por atividades e após colhidas e tabuladas, a aferição das notas obtidas e graus de relevância podem ser observados na Figura 21, que foi também pontuada por letras alfabéticas conforme tipo de atividade sendo:

21 A) Pilates e canto coral;

21 B) Yoga, teatro, artesanato e hidroginástica;

21 C) Dança de salão, integrações anuais, inclusão digital (informática) e caminhadas orientadas;

21 D) Leitura e alfabetização e danças mistas sênior com atividades físicas;

21 E) Cozinha experimental, atividades físicas descentralizadas em bairros, praças e comunidades do interior.

Para cada uma das notas atribuídas, foram elencadas cores para poder verificar a quantidade de idosos que atribuíram as notas e o valor equivalente a cada atividade, conforme seguem na Figura 21 A:

- Nota zero (0) cor azul-claro;
- Nota um (1) cor vermelho;
- Nota dois (2) cor laranja;
- Nota três (3) cor verde escuro;
- Nota quatro (4) cor lilás;
- Nota cinco (5) cor azul-royal;
- Nota seis (6) cor rosa;
- Nota sete (7) cor verde-claro;
- Nota oito (8) cor marsala;
- Nota nove (9) cor azul-marinho;
- Nota dez (10) cor lilás.

Seguindo as análises das respectivas figuras, em todas as imagens por atividades, pontuar-se-ão as cinco melhores notas atribuídas pelos idosos em cada atividade.

Figura 21 A – Análise de resultados: nota de relevância das atividades frequentadas

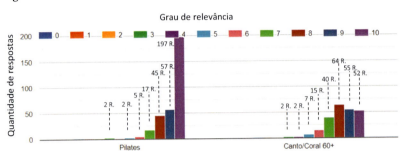

Fonte: a autora (2024)

Em referência às atividades de pilates, 197 idosos pontuaram nota 10 para essa atividade; 57 idosos deram nota 9; 45 idosos deram nota 8; 17 idosos deram nota 7; 5 idosos deram nota 6; 2 idosos deram nota 5. Com isso, denota-se que a maioria dos idosos acham a atividade de pilates relevante e "excelente", gostam da prática dessa aula física.

Na mesma imagem da Figura 21A, apresenta-se a atividade Canto Coral 60+, na qual 64 idosos pontuaram nota 8 para essa atividade; 55 pontuaram nota 9 e 52 pontuaram nota 10; 40 deram nota 7 e 15 deram nota 6. Ou seja, das cinco melhores notas, a maioria dos idosos consideraram essa atividade como "muito boa".

Logo, na Figura 21 B, observa-se 4 atividades diferentes, sendo: yoga, teatro, artesanato e hidroginástica. Em análise das respostas destas atividades, é possível verificar: yoga – 128 idosos deram nota 10; 48 idosos deram nota 9; 64 idosos deram nota 8; 20 idosos deram nota 7 e 15 idosos deram nota 6, o que representa que a maioria dos idosos consideram as aulas de Yoga "excelente".

Na atividade de teatro, embora esta não esteja em execução no momento da pesquisa, também foi solicitada uma nota de avaliação na pesquisa. Com isso, os idosos fizeram as seguintes pontuações: 51 idosos responderam que a atividade de teatro teria nota 8 e a consideram como "bom"; 39 idosos deram nota 7, regular; 34 idosos deram nota 10 como excelente; 47 idosos pontuaram nota 9, como muito bom e, por último, 25 idosos deram nota 6, consideraram como ruim.

Seguindo o mesmo quadro, analisou-se a atividade de artesanato: 81 idosos deram nota 10 e a consideram excelente; 57 idosos deram nota 8, considerando a atividade como bom; em seguida, observa-se que empatados estão 47 idosos que responderam que consideram a atividade de artesanato com notas 9 e nota 7, denotando-se que a mesma quantidade de idosos consideram como muito bom e regular ao mesmo tempo. Por fim, 19 idosos consideram esta atividade com nota 6, ou seja, ruim.

Para a última análise dessa Figura 21B, foi possível observar na atividade de hidroginástica a seguinte pontuação: 156 idosos pontuaram nota 10, como excelente; 56 idosos pontuaram a hidroginástica com nota 9, muito bom; 51 deram nota 8, bom; 27 deram nota 7, regular e por último, 12 idosos deram nota 6, considerando ruim essa atividade.

Figura 21 B – Análise de resultados: nota de relevância das atividades frequentadas

Fonte: a autora (2024)

Seguindo, na Figura 21C, observa-se outras 4 atividades que idosos pontuaram notas, sendo: dança de salão, integrações anuais, informática (inclusão digital) e caminhadas orientadas. Com relação à dança de salão, 92 idosos deram nota 10, considerando-se excelente; 58 destes deram nota 8, a atividade como boa; 54 idosos deram nota 9, considerada muito bom; 31 idosos consideraram nota 7, como regular e por último, 11 idosos deram nota 6, considerando ruim esta atividade.

Na sequência, na imagem da Figura 21C, aparece a atividade integrações anuais, sendo esta respondida por um número elevado de participantes com a nota 10, considerada de relevância como excelente; com pontuação de nota 9, responderam 64 idosos, considerando muito bom; a terceira nota dada a esta atividade ficou em 8, sendo considerada como boa, onde 51 idosos pontuaram; seguindo com a nota 7 aparece 26 respostas de idosos, como sendo regular e por último e quinto lugar aparece a nota 6 com a participação de 13 idosos considerando como ruim.

Ainda, seguindo a mesma ordem de análise, na terceira imagem da Figura 21C, a atividade apresentada foi a informática (inclusão digital), com 65 respostas de idosos e nota 10, considerada como excelente; em segundo, aparece com nota 7, considerada como regular a atividade, responderam 52 idosos; na terceira nota atribuída à informática aparece a nota 8, considerada bom e respondida por 49 idosos; depois com 34 respostas aparece a nota 9, considerada muito bom; por fim, a quinta nota atribuída por 21 idosos a esta atividade foi a nota 6, considerada ruim.

Para finalizar, para as atividades que aparecem na última imagem na Figura 21C, caminhadas orientadas, a maioria dos idosos deram nota a essa atividade elencando-a como sendo excelente, nota 10 por 135 idosos; seguida de mais 56 respostas a nota atribuída foi 8, considerada bom. Depois, apareceu a nota 9, sendo considerada muito boa e atribuída por 55 idosos; em quarto, apareceu a resposta de 34 idosos com nota 7, considerando a atividade como regular e, por fim, apareceu a contribuição de 16 idosos com a nota 6, considerando ruim a atividade.

Figura 21 C – Análise de resultados: nota de relevância das atividades frequentadas

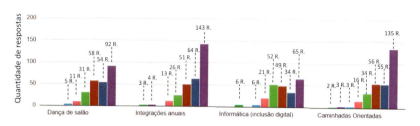

Fonte: a autora (2024)

Na mesma lógica, as demais atividades elencadas na imagem da Figura 21 D puderam ser avaliadas com as notas dadas pelos idosos.

Com relação à atividade de leitura e alfabetização, foi possível identificar na imagem da Figura 21 D que o maior número atribuído por 64 idosos que responderam a essa atividade ficou com a nota 10, considerada como excelente; seguindo a nota 8, como bom atribuída por 50 respostas de idosos; depois, na mesma lógica com 42 respostas, aparece a nota 7, considerando esta atividade como regular; em quarto, aparece a nota 9, com muito bom, sendo dada por 41 idosos e, por último, aparece as respostas de 16 idosos com a nota 6, considerando essa atividade como ruim.

Na segunda imagem da Figura 21D, apareceu na tabulação dos dados as notas atribuídas pelos idosos durante a pesquisa para a atividade de danças mistas sênior com atividades físicas. Com um nível de respostas contento pela maioria dos que frequentam essa atividade a nota 10, considerando essa ação como excelente, foi atribuída por 86 idosos; seguindo com 54 respostas aparece a nota 8, considerando essa atividade como bom; em terceiro 50 idosos responderam com a nota 9, muito bom; depois, com 37 idosos, a resposta de nota 7, como regular aparece e, por fim, com 11 idosos dando nota 6, consideraram como ruim esta atividade.

Figura 21 D – Análise de resultados: nota de relevância das atividades frequentadas

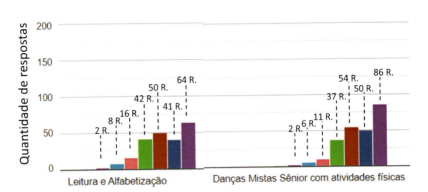

Fonte: a autora (2024)

Da mesma forma, os idosos puderam dar uma nota atribuindo um valor em números de 0 a 10 para as demais atividades seguintes, que estão na Figura 21 E, ou seja, às atividades de cozinha experimental, memória e autoestima e cinema itinerante (descentralizado).

Com relação às notas atribuídas pelos idosos, nas atividades de cozinha experimental 60+, é possível observar no gráfico da Figura 21E que a maior nota foi atribuída por 76 idosos, sendo 10, considerando essa atividade como excelente; depois, com 57 respostas de idosos, aparece a nota 8, como sendo bom; seguida de empate aparece duas notas, ou seja, 45 idosos responderam que essa atividade vale nota 9, muito bom, e outros 45 idosos também responderam que essa atividade vale nota 7, regular; Por fim, 17 idosos consideraram a nota 6, como sendo essa atividade ruim.

Na segunda atividade da Figura 21E, memória e autoestima, aparecem as seguintes notas pontuadas: 95 idosos deram nota 10, excelente; 73 deram nota 8, bom; 57 idosos deram nota 9, muito bom; outros 43 idosos atribuíram nota 7, regular; e, por fim, 10 idosos deram nota 6, considerando essa atividade como ruim.

Já na terceira atividade aparece o cinema itinerante (descentralizado), com a maior nota sendo 8, considerado bom e respondido por 61 idosos; depois, aparece a nota 10, excelente, com 48 respostas de idosos; seguida da nota 7, regular, respondida por 46 idosos; na mesma ordem, aparece a contribuição de 33 respostas com nota 9, muito bom, e, por último, a nota 6 sendo pontuada nessa atividade por 16 idosos, considerada como ruim.

Figura 21 E – Análise de resultados: nota de relevância das atividades frequentadas

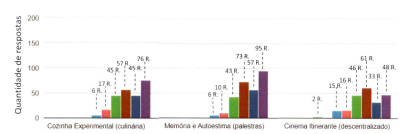

Fonte: a autora (2024)

Para finalizar as avaliações das atividades, na Figura 21 F, foi possível verificar as notas atribuídas pelos idosos nas duas últimas atividades, sendo Bailinho da Amizade 60+ e atividades físicas descentralizadas em bairros, praças e comunidades do interior.

Após as análises de todas as atividades e respectivas pontuações dadas pelos idosos, é importante destacar que todas têm um valor de importância para eles. Os números são meios de se quantificar e de se qualificar uma atividade pelos idosos, pois com isso denota-se que os 410 idosos participantes que responderam aos questionários também tiveram a oportunidade responder, conforme suas escolhas, podendo pontuar com um valor numérico cada uma das atividades, conforme sua preferência. Com isso, ficou evidente que todas as atividades ofertadas pelo poder público municipal aos idosos 60+ têm um grau de relevância e importância na vida ativa dos idosos que buscam uma saúde realizando a atividade que melhor lhe convém. Não há como dizer que uma atividade não seja muito relevante em relação a outra, pois todas elas tiveram boas médias e isso denota que os idosos aprovaram cada uma delas de acordo com seu nível de aproveitamento individual.

Figura 21 F – Análise de resultados: nota de relevância das atividades frequentadas

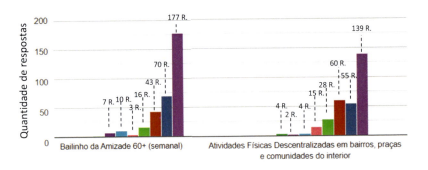

(R) Respostas

Fonte: a autora (2024)

Seguindo a lógica das notas de cada atividade, denota-se que os idosos, ao fazerem parte desta pesquisa, quiseram passar o seu ponto de vista em relação a cada atividade, pois passaram a perceber que a perda da funcionalidade pode estar atribuída a algumas modificações morfofisiológicas que ocorrem no indivíduo durante o processo de envelhecimento, limitando por vezes sua autonomia e consequentemente a independência física, daí a importância de se praticar algum tipo de atividade física que possa melhorar não só o físico (corpo), mas o psicológico (mente), com qualquer movimento corporal, seja com caminhadas, danças, exercícios físicos, pilates, yoga, cinema, bailinhos, palestras, dentre outras que vieram a fazer parte de sua rotina diária.

Para esse levantamento, foram convidados a participar da pesquisa aproximadamente 100 profissionais da atenção primária em saúde e 600 idosos 60+ que estão cadastrados e frequentando as atividades no Departamento Municipal da Pessoa Idosa. A pesquisa foi bem recebida pelos participantes idosos e profissionais das sete Unidade Básicas de Saúde (UBSs), sendo que, após a coleta, tabulação e análise de todos os dados, a pesquisadora trouxe os principais pontos com as avaliações sobre a "satisfação e efetividade" dos serviços prestados no âmbito municipal pelo Departamento da Pessoa Idosa, incluindo-se as atividades físicas externas (descentralizadas), na visão dos idosos.

Seguindo as análises, na Figura 22, observa-se dados das entrevistas, sendo que dos 410 entrevistados 38,8% apresentaram nota 10 considerando os serviços prestados como "excelente". 35,4% apresentaram nota 9, considerando como "muito bom", 21,5% apresentaram nota 8, considerando "bom" e 4,4% consideraram como "regular", apresentando nota 7. Ou seja, ficou evidente que há a satisfação na efetividade dos serviços prestados com exclusividade aos idosos 60+ em âmbito municipal, uma vez que as respostas foram colhidas dos próprios idosos.

Figura 22 – Nota de "satisfação e efetividade" dos serviços ofertados, incluindo-se as atividades físicas descentralizadas 60+

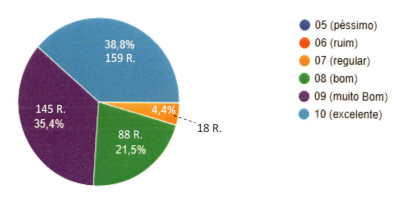

(R) Respostas

Fonte: a autora (2024)

Em sequência, observou-se nas análises de resultados da pesquisa a Figura 23, a qual mostrou o resultado da necessidade de manter a continuidade do serviço ofertado para o público idoso no âmbito municipal. Essa pergunta foi direcionada aos idosos 60+ nas entrevistas com intuito de saber deles se aprovavam ou não a continuidade desse serviço junto ao Departamento Municipal da Pessoa Idosa.

A maioria dos 410 idosos participantes, ou seja, 404 deles responderam ser muito necessário a continuidade deste serviço, ou seja, 98,5% concordaram com a continuidade deste serviço. Uma parcela pequena que também frequenta algumas atividades, representando 1,5%, dos entrevistados, respondeu não ser necessário, porém sem esclarecerem por que acham não ser necessário, mas estão semanalmente frequentando as ações ofertadas pelo município.

Figura 23 – Necessidade ou não da continuidade do serviço ofertado para idosos no município

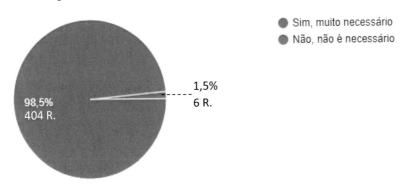

Fonte: a autora (2024)

Uma das razões positivas também apontadas pelos idosos, quando se trata de estarem no Departamento da Pessoa Idosa, foi o fator social que despertou o interesse deles, pois têm mais facilidade de construir relações de amizades, relações espontâneas entre pares, muitas vezes até com parentes que frequentam os mesmos espaços sendo para eles fundamental a continuidade das atividades e do espaço onde essas se realizam. Dessa forma, por parte de alguns entrevistados 60+, pode-se perceber que o fator social é um preponderante para se tirar os idosos do isolamento e ao mesmo tempo cuidar da saúde física, social e mental.

3.3.1 Opinião dos idosos 60+ sobre as atividades ofertadas

Para alguns dos entrevistados, a prática das atividades ofertadas funciona como uma espécie de terapia e, ao mesmo tempo, é possível perceber na fala deles em diferentes modalidades de atividades durante a coleta da pesquisa que o bem-estar físico e emocional, além do gosto pelas atividades e a convivência com outros idosos e os profissionais que realizam as diferentes modalidades de atividades fazem com que eles se sintam acolhidos, respeitados.

Razão pela qual a maioria dos entrevistados alegou receber apoio à prática, mas também um senso de familiaridade com os integrantes do Departamento e apreciam o fato de poderem escolher livremente no seu dia a dia o melhor horário e atividade que melhor lhe convêm. Considerando a boa estrutura, a segurança que o local oferece e a facilidade para chegar, por ser localizado e centralizado no meio urbano, também é um fator importante para eles, podendo ser observado na passagem de algumas respostas:

Idoso 1:

"*As atividades são necessárias e fundamentais para a inclusão do idoso na sociedade e torna uma pessoa ativa, contribuindo para a melhoria do seu estado emocional e de sua saúde*" (V.S, 68 anos).

Idoso 2:

"É necessário para a saúde, autoestima, entretenimento, amizade, socialização etc." (L.T., 63 anos).

Idosa 3:

"*Por que é uma forma de nós idosos ter uma qualidade de vida melhor*" (M.I.K, 67 anos).

Idosa 4:

"É muito importante para se ocupar e sair de casa conversar com outro idoso porque em casa só pensa nos problemas e doenças e se faz coisas que sozinha não faz. É sim necessário que continue este serviço" (R.H, 64 anos).

Idosa 5:

"Por que ajuda muito na nossa saúde e mobilidade" (S.F.M, 61).

Idoso 6:

"A pessoa necessita fazer exercícios físicos para manter a saúde e a circulação de sangue, enfim para todo o corpo" (W.A.Z, 82 anos).

Idosa 7:

"Eu acho que as atividades e os encontros fazem bem para a nossa saúde física e mental" (D.S, 68 anos).

Idosa 8:

"É gratificante poder participar dessas atividades oferecidas pela Política do Idoso. E agradecer também pelo ótimo trabalho desses profissionais e pelas amizades que fizemos. Esperamos continuar sempre. Gratidão a todos/as!" (A.W, 71 anos).

Idosa 9:

"É de fundamental importância, além do físico, motor, o envolvimento social, é de suma relevância na fase 60+" (S.D.C.C, 63 anos).

Idosa 10:

"É extremamente importante. Acabou com as dores, solidão, estresse e sem falar das novas amizades que é muito bom. Obrigado por tudo. Só podemos agradecer" (S.Z, 66 anos).

Idosa 11:

"*Eu acho de suma importância dar continuidade a esse serviço de atenção aos idosos, pois temos mais longevidade, mais saúde e também melhora a autoestima e também evitarmos doenças*" (C.D.C, 66 anos).

Idoso 12:

"*Melhora a saúde, autoestima, longevidade, interação com outras pessoas, melhora o stress, deixa de ser sedentário*" (N.D, 72 anos).

Percebe-se nas respostas dos idosos que em sua maioria eles têm uma percepção positiva sobre a prática de atividades físicas, pois melhoram de fato a saúde física, mental e social. Para alguns idosos, esse é um meio de saírem da solidão e poderem se entrosar socialmente e, ao mesmo tempo, praticarem exercícios, apresentando melhores resultados em sua saúde. Os idosos que optaram por caminhadas orientadas durante as atividades físicas descentralizadas, especialmente os que residem na zona rural do município, apontaram um indicador negativo para o deslocamento até a cidade, pois muitos dependem de familiares para trazerem e, como o trabalho sempre está frente para os filhos, acabam realizando as atividades descentralizadas nas comunidades do interior com alongamentos e caminhadas.

Ainda, há alguns que conseguem dirigir e preferem realizar diversas atividades ao mesmo tempo, optando por fazer nos diversos espaços onde elas acontecem, como é o caso das atividades nas praças em bairros da cidade e na piscina dos Bombeiros Militar, em parceria com o município. Embora a pesquisa apresente muitos motivos positivos para sua continuidade das atividades ofertadas, ela também subsidia os gestores municipais no desenvolvimento de novas políticas públicas, considerando que essa parcela da população é mais vulnerável e sendo esse um fator para a sua manutenção em diferentes espaços públicos, podendo, assim, atender a diferentes interesses do público idoso.

3.3.2 Atenção Primária em Saúde (APS): a importância de se ofertar atividades físicas como meio de prevenção aos idosos 60+

A atenção Primária em saúde (APS) é a porta de entrada para qualquer cidadão que precisa de atendimento na atenção básica e considerando que a saúde é uma das maiores preocupações dos idosos, sendo recomendável que haja a inserção desses em atividades físicas e de lazer, evitando-se, assim, problemas de saúde futuros.

Assim sendo, na pesquisa com os profissionais da Atenção Primária em Saúde, também realizou-se a seguinte ponderação: com base no seu entendimento profissional e nas ações ofertadas diariamente pelo Departamento da Pessoa Idosa, pontue uma nota de 6 a 10 sobre a importância de ter e ofertar esse serviço gratuitamente aos idosos 60+ como forma de prevenção à saúde e ao isolamento social.

Visto como uma rede de suporte, o atendimento personalizado ao público idoso 60+ pelos profissionais da área da Atenção Primária em Saúde (APS) que participaram da pesquisa atribuíram nota 10 com 45 respostas, ou seja, 44,1% dos profissionais acham excelente, dada a importância desse espaço público, com vistas à prevenção à saúde dos 60+ e ao foco motivador para uma vida ativa, longeva e saudável. Vinte e nove atribuíram nota 9, ou seja, 28,4% destacaram como ótimo; 21 atribuíram nota 8, como sendo muito bom, 20,6% dos participantes e 6 atribuíram nota 7, 5,9% como bom. Por último, 1% dos entrevistados atribuíram nota 6, como regular, podendo ser observado na Figura 24.

Figura 24 – Notas atribuídas sobre a importância do Departamento da Pessoa Idosa como um serviço público gratuito de prevenção a saúde e ao isolamento social de idosos

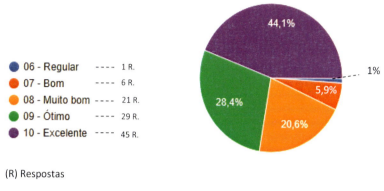

(R) Respostas

Fonte: a autora (2024)

Considerando-se que a maioria das notas atribuídas foram em concordância com a criação do Departamento da Pessoa Idosa visto como espaço público, onde ocorrem a integração de diversos grupos de pessoas com idade acima de 60 anos, pois o espaço oferece lazer, diversão e atividades que favorecem a socialização, integrando e oportunizando um acolhimento humanizado, é possível que os profissionais da área da saúde do município possam a partir do conhecimento mais aprofundado das ações e atividades após a coleta de dados da pesquisa, esclarecer e orientar ainda mais idosos e familiares para que busquem o acesso desse atendimento junto ao Departamento da Pessoa Idosa. Ainda, considerado como um local prioritário de atendimento diário a idosos 60+ e de fácil acesso, os atendimentos são personalizados em pequenos grupos, trazendo um ambiente aconchegante que permite a construção de vínculos afetivos estáveis com outros idosos, independentemente de classe social e ou econômica.

Assim sendo, foi perguntado aos profissionais da Atenção Primária em Saúde se já encaminharam ou recomendaram os idosos a frequentarem os serviços disponíveis pelo Departamento da Pessoa Idosa. Com base na Figura 25, obteve-se os dados nas respostas dadas pelos profissionais da Atenção Primária em Saúde (APS), sendo possível se verificar que 84,3% dos profissionais já realizaram algum tipo de encaminhamento de idosos para frequentar atividades no Departamento da Pessoa Idosa e 15,7% disseram não ter encaminhado idosos a esse serviço, conforme observa-se na Figura 25.

Figura 25 – Recomendação e ou encaminhamento de idosos por profissionais da saúde às atividades ofertadas pelo Departamento da Pessoa Idosa

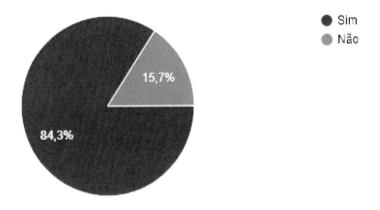

Fonte: a autora (2024)

Para melhor compreender as considerações que os profissionais têm em relação ao encaminhamento ou não a esse serviço, foram incluídos na pesquisa espaços, onde os profissionais pudessem justificar suas respostas, as quais podem ser aferidas com base nas respostas dos profissionais e serão identificados apenas pela profissão.

Profissional 1:

"Nas visitas domiciliares oriento e sempre faço o convite aos idosos, pois é muito importante e eles devem estarem participando" (Agente de saúde, ESF III).

Profissional 2:

"Para que o idosos seja independente nas atividades da vida diária, interagir com outras pessoas, atividades que estimulem a memória e importância do autocuidado" (Enfermeira, ESF II).

Profissional 3:

"Já encaminhei, acho todas as atividades importantes. Os idosos conseguem ter convívio social, cuidar da saúde (sem medicações); ajuda na autoestima, muitos ficam sozinhos períodos longos" (Assistente social, SMS).

Profissional 4:

"Um programa que causa grandes benefícios tanto na saúde física e mental para a pessoa da terceira idade" (Agente de saúde, ESF V).

Profissional 5:

"Sim, encaminhei. É muito importante essa participação nas diversas atividades ofertadas, para a melhora na qualidade de vida, física e mental" (Agente de saúde, ESF V).

Profissional 6:

"O encaminhamento ou recomendação para frequentar as atividades do Departamento, principalmente fiz devido os idosos do interior ficarem muito isolados, onde tudo é mais difícil, mais longe, menos oportunidades de se encontrar e assim ficam muito sozinhos, sentindo falta de companhia, conversar etc." (Agente de saúde, ESF VI).

Profissional 7:

"Sim, indico muitas vezes, pois tem idosos que ficam muito sozinhos e não fazem nenhuma atividade física. Falo sempre que isso não podem perder as oportunidades e melhorar o bem-estar deles." (Agente de saúde, ESF VI).

Profissional 8:

"Vejo a importância da pessoa idosa participar, pois é um projeto que oferta qualidade de vida ainda melhor, promovendo a saúde física, mental e espiritual de cada idoso." (Agente de saúde, ESF VI).

Profissional 9:

"Encaminhei para todas as atividades, orientando sobre os benefícios que elas trazem através da integração e fazendo novas amizades, sempre orientando que isso faz muito bem." (Agente de saúde, ESF IV).

Profissional 10:

"Encaminho quando os pacientes pedem sobre atividades em que podem participar ou se percebo ao conversar que poderiam fazer alguma atividade" (Técnica de enfermagem, ESF I).

Profissional 11:

"Acho muito importante este programa para os idosos estar interagindo; sempre oriento que tem várias atividades, e que em alguma coisa eles se encaixam e gostam de fazer, ao invés de ficar em casa sozinhos" (Agente de saúde, ESF VI).

Profissional 12:

"Acho muito importante este trabalho, pois a atividade física e interação social são necessárias ao ser humano, para os idosos que se aposentam auxilia para que este se mantenha ativo" (Psicóloga, Centro de Especialidades).

Profissional 13:

"Recomendamos o programa, pois este visa o bem-estar do idoso, melhorando sua autoestima, mobilidade, bem-estar, saúde entre outros" (Técnica de enfermagem, ESFs IV e VII).

Profissional 14:

"Já fiz recomendação sobre a importância da atividade física oferecidas e atividades da Política do Idoso para melhor qualidade de vida" (Coordenadora, ESF II).

Profissional 15:

"Entendo que é muito importante e sempre que tenho a oportunidade indico o projeto" (Coordenadora, ESF VII).

Profissional 16:

"As pessoas depois de certa idade se sentem desprezadas, isoladas, sem utilidade, um peso para a família e para a sociedade, então quando participam de atividades inclusivas, ficam mais felizes e começam a ver novas oportunidades com novos amigos" (Coordenadora, ESF V).

Com relação às respostas coletadas dos profissionais da Atenção Primária em Saúde (APS), identificou-se que a maioria deles tinha conhecimento das ações e atividades ofertadas pelo Departamento da Pessoa Idosa, evidenciando-se que todos concordam que essas atividades são vistas de forma positiva, quando se trata de prevenção à saúde dos idosos 60+.

Ficou evidente nas respostas coletadas que, entre idosos que são encaminhados para a prática de alguma atividade junto ao Departamento da Pessoa Idosa, também aumenta o nível de qualidade de vida, pois os benefícios que essas trazem ao envelhecimento humano contribuem também para a socialização, diminuindo a depressão e corroborando com o presente estudo, que de fato apresenta melhores escores com a diminuição da ansiedade, que envolve geralmente os sentimentos de preocupação, nervosismo e tensão, bem como da depressão, que geralmente é a causa de tristeza nos idosos 60+, refletindo-se na perda de interesse em atividades e socialização.

Por isso, é necessário se manter e não apenas se criar ambientes com personalidade e modelos de atendimentos como esse do Departamento da Pessoa Idosa, pois já é possível se verificar que esse espaço e as atividades refletem a melhora da saúde e da qualidade de vida de todos os idosos 60+ que frequentam esses espaços públicos.

DISCUSSÃO

Nos resultados apresentados pela pesquisa, foi possível perceber que a faixa etária dos idosos foi 69 anos em média, percebendo-se a maior parcela de participação nos programas de atividades físicas ofertadas e pela busca de uma vida ativa e saudável. Os achados deste estudo, por meio da pesquisa realizada, têm mostrado que a maioria dos idosos praticantes das atividades são do sexo feminino, cerca de 67,3%, enquanto idosos do sexo masculino foi de 31,7%, tornando essa informação visível, quando checamos os dados da Figura 7, que faz referência ao número de mulheres idosas participantes. Fatos também confirmados pelo IBGE (2023), quando trouxe no último censo dados de que a população feminina vem se destacando em relação à população masculina em números de pessoas.

Ao contrário da população idosa masculina, as mulheres idosas aparecem no presente estudo como sendo maioria em todas as atividades ofertadas, são mais motivadas e demonstraram maior interesse em cuidar da própria saúde, fato associado comumente às características socioculturais do oeste de Santa Catarina. Já os idosos masculinos são minoria e apresentam-se contrariamente às mulheres idosas, quando o assunto é cuidado com a saúde masculina. No entanto, ao relacionar esses achados com o resultado da pesquisa, é possível inferir que o envelhecimento do corpo não é um empecilho, mas a vida sedentária sim. Em Pinhalzinho/SC, a maior parte da população continua exercendo atividades laborais na chamada terceira idade e muitos frequentam ambientes coletivos e estão satisfeitos com a vida que levam.

Tais determinantes do envelhecimento são comportamentais e pessoais e o ambiente físico e social sendo propício para o desenvolvimento ativo e para que os idosos se sintam socialmente bem desperta neles maior interesse em frequentá-los. Ou seja, entre os idosos participantes de pilates, yoga, hidroginástica e caminhadas orientadas, verifica-se que apresentam significativamente um maior grau de habilidade para movimentar-se, cerca de 68% do total de idosos pesquisados apresentam um bom desempenho psicossocial, quando se realiza diversas outras atividades, como música, coral, danças, atividades manuais, entre outras.

Quanto à análise da criação do Departamento da Pessoa Idosa, fica evidente tanto para os idosos quanto para as equipes da Atenção Primária em Saúde e ambos corroboram e sinalizam satisfação na criação desses espaços exclusivos ao atendimento de 60+, ficando evidenciado e percebido pelos profissionais e idosos que estão buscando uma vida mais ativa e longeva, cuidando de sua saúde física, social e mental.

É importante destacar que a Política Nacional de Saúde da Pessoa Idosa (PNSPI, 2006) aponta diretrizes para a promoção do envelhecimento ativo e saudável, possibilitando a capacidade funcional e autonomia dos 60+ com propostas que incluem a facilitação da participação pelos idosos em grupos de lazer, com atividades individuais e coletivas. Portanto, nos dias atuais, há uma correlação entre qualidade de vida e estilo de vida saudável, não é exclusividade dos idosos, e sim de todas as idades.

Porém, deve-se a partir desses resultados "positivos" e "qualitativos" encontrados na pesquisa, frente à garantia do acesso às atividades ofertadas gratuitamente pelo poder público municipal, experiências exitosas como essa de Pinhalzinho/SC. Nesse sentido, o estilo de vida adotado pelos idosos 60+ durante essa fase da vida está intrinsecamente ligado a uma velhice saudável. Destaca-se que: "o conceito de qualidade de vida é diferente de pessoa para pessoa e tende a mudar ao longo da vida de cada um. Existe, porém, consenso em torno da ideia de que são múltiplos os fatores que determinam a qualidade de vida de pessoas ou comunidades" (Nahas, 2017, p. 15).

Diante da perspectiva do atual estudo, é possível evidenciar que ações com políticas públicas que visam incentivar a prática de atividades físicas também diminuem os gastos com a saúde, uma vez que estando ativos também mantêm a saúde em boas condições. No presente estudo, aparecem recomendações e encaminhamentos com indicações médicas. Conforme Figura 15, cerca de 41,2% dos entrevistados responderam terem sido encaminhados por esses profissionais para realizarem algum tipo de atividade ofertada em âmbito municipal junto ao Departamento da Pessoa Idosa.

Nesse sentido, percebe-se que houve um aumento nos últimos meses de idosos que procuraram o Departamento para se inserir em algum tipo de atividade. Conforme aponta na pesquisa da Figura 13, cerca de 7,6% de procura em menos de seis meses e respectivamente 5,6% de aumento nos últimos seis meses.

Dessa forma e como já observado, ficou evidente no presente estudo que a influência da atividade física, quando praticada de forma prazerosa e regular, possibilita ter idosos com perfil ativo e ao mesmo tempo os profissionais que trabalham no setor público a identificarem os problemas e as necessidades que se estabelecem com o avançar da idade e ao mesmo tempo avaliar os progressos dos idosos, quando esses estão submetidos a programas e projetos vinculados ao setor público.

Estima-se pela coleta de dados da pesquisa que o comportamento dos idosos em escolher ser sedentário ou não já melhorou muito desde o início do projeto, pois, dentro da categorização das atividades e da preferência de cada idoso, foram tabuladas informações com pontos positivos como a percepção dos idosos em relação à frequência nas atividades físicas, à melhora da saúde e ao bom humor com uma vida social mais ativa.

Além disso, é importante destacar que estudos recentes mostram que os

> Exercícios Resistentes, os chamados (ER) tem características no fortalecimento dos músculos esqueléticos e contribuem para a manutenção da

capacidade funcional do organismo [...], previne osteoporose e dores lombares, auxilia no equilíbrio das relações hormonais/metabólicas humanas, manutenção do peso corporal e promoção da saúde cardiovascular (Santarém, 2012, s/p).

Partindo desses pressupostos, é fato que os exercícios físicos de modo geral contribuem para potencializar a capacidade física e motora nos mais velhos, respeitadas as suas limitações pessoais, em relação às atividades que são realizadas sem as devidas orientações e acompanhamentos por profissionais capacitados, como é o caso das atividades que Pinhalzinho/SC oferta.

Dessa forma, a escritora demonstra, por meio de sua pesquisa, a real necessidade de continuidade do modelo proposto pelo poder público municipal, tendo em vista a importância do exercício físico e a relevância desses aos idosos que são os beneficiários desse projeto executado no município de Pinhalzinho/SC, para que se tenha uma sociedade mais saudável e observada pelas autoridades locais. Percebe-se que há novos modelos e novas tendências no campo da Geriatria e da Gerontologia Social (GS), que são exemplos voltados à discussão da temática aqui exposta sobre envelhecimento saudável, longevidade e práticas de atividades físicas.

Por isso, o idoso tem pleno direito de contar com o acesso à assistência preventiva e curativa, aos serviços de saúde e lazer e estes devem incluir pessoal capacitado e recursos que permitam atender essas necessidades. Com referência no Plano de Ação Internacional para o Envelhecimento, destaca-se: "Os fatores ambientais, econômicos e sociais, como o ambiente físico, a geografia, a educação, a ocupação, os rendimentos, a condição social, o apoio social, a cultura e o gênero influenciam notavelmente na saúde". (Santos, 2003, p. 52). Dada essa referência, torna-se importante destacar que mais estudos são necessários referentes ao tema desta pesquisa, de forma a educar os idosos e o público em geral a incorporar as informações acerca da necessidade de se fazer atividades físicas regulares, inclusive em relação às necessidades nutricionais e ao consumo de água, proteínas e vitaminas para que tenham uma vida ativa, saudável e longeva.

Para finalizar, os investimentos para se desenvolver políticas públicas permanentes que promovam qualidade de vida devem ter investimentos por parte do poder público, objetivando uma contínua e adequada execução das ações já existentes, mas também repensar outros meios de articular com a sociedade medidas que não oneram, nem discriminem, mas, sim, que acolhem os idosos em meio à sociedade, dando-lhes oportunidades e oferecendo acesso universal às ações e aos projetos locais como meio de prestar assistência Primária à Saúde, sem que este perceba e passe a usufruir.

Este livro apresentou no decorrer do percurso do estudo uma possível limitação, tendo em vista ao fato de ter sido realizado em apenas uma instituição que promove as atividades físicas, no caso o Departamento da Pessoa Idosa, o que poderia limitar a generalização dos dados de outros idosos, se estes fossem aplicados e mensurados em mais de uma instituição de outra região fora do município. Apesar das limitações, o presente estudo mostra a necessidade de maior atenção das autoridades públicas e investimentos por mais ações governamentais ou público/privadas para que maior número de idosos tenham melhor manutenção de sua capacidade funcional e com isso uma vida ativa, feliz e saudável.

CONCLUSÕES

Percebe-se no processo de envelhecimento um impacto significativo em inúmeros fatores que afetam o bem-estar não só das pessoas idosas, mas da população em geral. Por se tratar de um grupo etário em rápido crescimento em todo o mundo, é necessário levar em conta as características sociodemográficas para a viabilidade de políticas públicas que visem a promoção do cuidado, principalmente dos idosos, por ser esse um grupo populacional mais suscetível e vulnerável. Promover o cuidado, a participação, a autossatisfação e principalmente a autonomia dos idosos requer a viabilização de políticas públicas adequadas que sirvam de exemplo para outros setores da sociedade.

A partir das reflexões, acredita-se que este estudo poderá contribuir para que os gestores municipais e os diversos profissionais que atuam diretamente com idosos 60+ possam perceber as necessidades e peculiaridades, bem como auxiliarem na definição de novas estratégias que venham a colaborar e a melhorar no processo de envelhecimento dessa parcela populacional.

Nesse sentido, fica evidente que todo ser deve ser ativo e que a inatividade física principalmente nos idosos traz naturalmente impactos negativos à sua saúde física, social e mental, surgindo com maior facilidade doenças crônicas e perda de memória. A socialização propicia nos idosos alegria, bem-estar e melhora da qualidade de vida, seja em momentos grupais em atividades físicas ou de socialização.

Portanto, conclui-se que os resultados deste estudo são importantes e impactantes e podem e devem ser usados de exemplo para a formalização de políticas públicas voltadas à população idosa de outras cidades da região e do estado de Santa Catarina, bem como auxiliará para novas pesquisas sobre este tema pesquisado. Ainda, é recomendável a continuidade da pesquisa, de forma a aprofundar ainda mais os conhecimentos acerca do tema proposto, bem como espera-se contribuir sobre as necessidades dos idosos que se mostram muitas vezes incipientes.

Conclui-se também a necessidade de o Estado fornecer autonomia financeira e decisória para que os municípios possam implantar propostas eficientes e inovadoras como as apresentadas neste estudo e garantir que se ampliem leis e normas para se valer de forma efetiva na prática e, com isso, favorecer um crescimento integrado entre governo e sociedade civil.

A escritora e pesquisadora ressalta ainda que os elementos aqui identificados são de extrema relevância e importância, permitem aos municípios meios de incorporar os idosos à sociedade por meio de uma política pública de equidade, utilizando estratégias capazes de oferecer dignidade, condições e oportunidades a todos os idosos, sendo esse o grupo populacional que mais cresce no Brasil e no mundo.

Promover estilos de vida mais ativos é uma questão de necessidade, não apenas um problema individual. Isso requer pessoas protagonistas e multidisciplinares.

Marisa K. Dalapossa

Mestre em Gerontologia e especialista em Políticas Públicas e Intervenção Social

REFERÊNCIAS

ARANHA, V. C. Luto na Velhice. *In:* PAPALÉO NETO, M.; KITADAI, F. **A Quarta Idade**: o desafio da longevidade. São Paulo, SP: Atheneu, 2015. p. 443-449.

ASSOCIAÇÃO NACIONAL DE GERONTOLOGIA DE SANTA CATARINA. **População idosa no Censo Demográfico de 2022**. Santa Catarina: ANG, 2022. Disponível em: https://angsc.org.br/a-populacao-idosa-no-censo-demografico-de-2022/. Acesso em: mar. 2024.

ASSOCIAÇÕES de município e municípios de Santa Catarina. **FECAM** – Federação de Consórcios, [*s. l.*], [202-]. Disponível em: https://www.fecam.org.br/associacoes/. Acesso em: 31 mar. 2024.

BRASIL. [1988]. **Constituição da República Federativa do Brasil**. 57ª Legislatura/2023-2027. 65. ed. Brasília: Câmara dos Deputados, 2024.

BRASIL. Decreto-Lei n. 9.921 de 18 de julho de 2019. Consolida atos normativos editados pelo Poder Executivo federal que dispõem sobre a temática da pessoa idosa. **Diário Oficial da União**, Brasília, DF, 2019. Disponível em: https://www.planalto.gov.br/ccivil_03/_Ato20192022/2019/Decreto/D9921.htm#art48. Acesso em: maio 2024.

BRASIL. Lei n.º 10.741, de 1º de outubro de 2003. Dispõe sobre o Estatuto da Pessoa Idosa e dá outras providências. **Diário Oficial da União**, Brasília, DF, 2003. Disponível em: https://www.planalto.gov.br/ccivil_03/leis/2003/l10.741.htm. Acesso em: mar. 2024.

BRASIL. Lei n.º 8.842, de 4 de janeiro de 1994. Dispõe sobre a política nacional do idoso, cria o Conselho Nacional do Idoso e dá outras providências. **Diário Oficial da União**, Brasília, DF, 1994. Disponível em: https://www.planalto.gov.br/ccivil_03/leis/l8842.htm. Acesso em: mar. 2024.

BRASIL. [Lei Orgânica de Assistência Social (LOAS)]. **Lei n. 8.742, de 07 de dezembro de 1993**. Brasília, DF: Câmara dos Deputados, 1993. (Série Legislação, n 111). Disponível em: https://craspsicologia.wordpress.

com/wp-content/uploads/2012/04/lei_organica_loas.pdf. Acesso em: mar. 2024.

BRASIL. **Norma Operacional Básica** – NOB – Suas. Brasília, DF: Ministério do Desenvolvimento Social e Combate à Fome: Secretaria Nacional de Assistência Social, 2012. Disponível em: https://www.mds.gov.br/webarquivos/public/NOBSUAS_2012.pdf. Acesso em: abr. 2024.

BRASIL. **Política nacional de assistência social** – PNAS/2004. Norma Operacional Básica – NOB/SUAS. Brasília, DF: Ministério do Desenvolvimento Social e Combate à Fome, 2009. Disponível em: https://www.mds.gov.br/webarquivos/publicacao/assistencia_social/Normativas/PNAS2004.pdf. Acesso em: abr. 2024.

BRASIL. **Política Nacional do Idoso**. Lei 8.842/1994. Dispõe sobre a política nacional do idoso e cria o conselho Nacional do Idoso e dá outras providências. 1. ed. Brasília, DF: Ministério do Desenvolvimento Social e Combate à Fome, 2010.

BRASIL. **Portaria nº 2.528**. Aprova a Política Nacional de Saúde da Pessoa Idosa. Brasília, DF, 2006. Disponível em: https://bvsms.saude.gov.br/bvs/saudelegis/gm/2006/prt2528_19_10_2006.html. Acesso em: jul. 20217.

BRASIL. **Sistema Único de Assistência Social**. Brasília, DF: Ministério do Desenvolvimento Social e Combate à Fome: Secretaria Nacional de Assistência Social, 2009.

BRASIL. **Tipificação Nacional de Serviços Socioassistenciais**. Brasília, DF: Ministério do Desenvolvimento Social e Combate à Fome: Secretaria Nacional de Assistência Social, 2014. Disponível em: https://www.mds.gov.br/webarquivos/publicacao/assistencia_social/Normativas/tipificacao.pdf. Acesso em: maio 2024.

BRITO, K. Q. D.; MENEZES, T. N.; OLINDA, R. A. Incapacidade funcional: condições de saúde e prática de atividade física em idosos. **Revista Brasileira de Enfermagem**, [s. l.], v. 69, n. 5, p. 773-780, 2016. Disponível em: http://dx.doi.org/10.1590/0034-7167.2016690502. Acesso em: mar. 2024.

BRUCE, M. L. Depression and disability in late life: directions for future research. **Am J Geriatric Psychiatry**, [*s. l.*], v. 9, n. 2, p. 102-12, 2001.

CONSELHO ESTADUAL DE ASSISTÊNCIA SOCIAL. **Relatório final**: 12ª Conferência estadual de assistência social. Direito do povo com financiamento público e participação social. Florianópolis: CEAS, 2019.

CONSELHO FEDERAL DE SERVIÇO SOCIAL. **Parâmetros para atuação de assistentes sociais na política de assistência social.** Brasília, DF: CFESS, 2011. (Trabalho e projeto profissional nas políticas sociais).

CONSELHO NACIONAL DE ASSISTÊNCIA SOCIAL. Resolução nº 13, de 13 de maio de 2014. Inclui na Tipificação Nacional de Serviços Socioassistenciais, aprovada por meio da Resolução nº 109, de 11 de novembro de 2009, do Conselho Nacional de Assistência Social – CNAS, a faixa etária de 18 a 59 anos no Serviço de Convivência e Fortalecimento de Vínculos. **Diário Oficial da União**: CNAS: seção 1, ano 151, n. 90, Brasília, DF, 14 maio 2014.

CONSELHO NACIONAL DE ASSISTÊNCIA SOCIAL. Resolução nº 109, de 11 de novembro de 2009. Aprova a Tipificação Nacional de Serviços Socioassistenciais. **Diário Oficial da União**: CNAS: seção 1, ano 146, n. 225, Brasília, DF, 23 nov. 2003.

CORREA, M. R. **Cartografias do envelhecimento na contemporaneidade**: velhice e terceira idade. São Paulo: Cultura acadêmica: Universidade Estadual Paulista: 2009.

GIL, A. C. **Como elaborar projetos de pesquisa**. 4. ed. São Paulo: Editora Atlas S.A, 2002.

HERMSDORF, M.; HEEMANN, M. Chile e Holanda são modelos de gestão da saúde pública para idosos. **Estadão**, [*s. l.*], [2015?]. Disponível em: https://infograficos.estadao.com.br/focas/planeje-sua-vida/chile-e-holanda-sao-modelos-de-gestao-da-saude-publica-para-idosos. Acesso em: 21 jan. 2025.

INSTITUTO BRASILEIRO DE GEOGRAFIA E ESTATÍSTICA. **Censo Demográfico 2022**. População por idade e sexo. Pessoas de 60 anos ou mais de idade. Resultados do universo. Brasil, Grandes regiões e unidades da federação. Rio de Janeiro: IBGE, 2023.

INSTITUTO BRASILEIRO DE GEOGRAFIA E ESTATÍSTICA. **Censo Demográfico 2022**. População por idade e sexo. Resultados do universo. Santa Catarina. Rio de Janeiro: IBGE, 2023.

LAWTON, M. P.; BRODY, E. M. Assessment o folder people; self-maintaining and instrumental activities of daily living. **Gerontologist**, [*s. l.*], v. 9, n. 3, p. 179-86, 1969.

MARTINS, G. A. Estudo de caso: uma reflexão sobre a aplicabilidade em pesquisas no Brasil. RCO. Revista de contabilidade e organizações. **FEARP/USP**, São Paulo, v. 2, n. 2, p. 8-18, jan./abr. 2008. Disponível em: https://www.revistas.usp.br/rco/article/view/34702/37440. Acesso em: mar. 2024.

MATSUDO, S. M.; MATSUDO, V. K. R.; NETO, T. L. B. Impacto do envelhecimento nas variáveis antropométricas, neuromotoras e metabólicas da aptidão física. **Revista Brasileira de Ciência e Movimento**, [*s. l.*], v. 8, n. 4, p. 21-32, 2020. Disponível em: http://dx.doi.org/10.18511/rbcm.v8i4.372. Acesso em: maio 2024.

MINAYO, M. C. de S. **O desafio do conhecimento**. 11. ed. São Paulo: Hucitec, 2008.

MINAYO, M. C. de S. **O desafio do conhecimento**: pesquisa qualitativa em saúde. Rio de Janeiro; São Paulo: Abrasco: Hucitec, 1992.

MORENO, P. E.; CHAGAS, P. R. das. Exercício físico: um aliado para a qualidade de vida ao idoso com alzheimer. *In:* CONGRESSO INTERNACIONL DE ENVELHECIMENTO HUMANO, 6., 2019, Campina Grande. **Anais** [...]. Campina Grande: Editora Realize, 2019. Disponível em: https://www.editorarealize.com.br/artigo/visualizar/53598. Acesso em: maio 2024.

NAGI, S. Z. An epidemiology of disability among adults in the United States. **Milbank Mem Fund Q**, Nova York, v. 54, n. 4, p. 439-467, 1976.

NAHAS, M. V. **Atividade física, saúde e qualidade de vida**: conceito e sugestões para um estilo de vida ativo. 7. ed. Florianópolis, 2017.

NERI, A. L. (org.). **Qualidade de vida e idade madura.** Campinas: Ed. Papirus, 2018.

NERI, A. L. **Palavras-chave em Gerontologia.** 4. ed. Campinas: Átomo e Alínea, 2014. (Coleção velhice e sociedade).

NORMAS internacionais para citação – APA. **Normativa Acadêmica**, [s. l.], [202-]. Disponível em: https://www.normativa-academica.info/pt/normas-apa/. Acesso em: nov. 2024.

NUNES, P. Média Estatística. **Ciências Exactas**, [s. l.], 2024. Disponível em: https://knoow.net/cienciasexactas/estatistica/media-estatistica/. Acesso em: jul. 2024.

ORGANIZAÇÃO DAS NAÇÕES UNIDAS. **Década do envelhecimento saudável nas américas (2021-2030)**. [S. l.]: OMS, 2024. Disponível em: https://www.paho.org/pt/decada-do-envelhecimento-saudavel-nas-a-mericas-2021-2030. Acesso em: maio 2024.

PIB de Santa Catarina cresce 6,8% e é o sexto maior do país. **SECOM**, 17 nov. 2023. Disponível em: https://estado.sc.gov.br/noticias/pib-de-santa--catarina-cresce-68-e-e-o-sexto-maior-do-pais/. Acesso em: abr. 2024.

PINHALZINHO (SC). **Decreto-Lei n. 2.689 de 03 de dezembro de 2020**. Dispõe sobre a política municipal do idoso e dá outras providências. Pinhalzinho, SC, 2020. Disponível em: https://leismunicipais. com.br/a/sc/p/pinhalzinho/leiordinaria/2020/269/2689/leiordinaria--n-2689-2020-dispoe-sobre-a-politica-municipal-do-idoso-e-da-ou-trasprovidencias. Acesso em: maio 2024.

PINHALZINHO (SC). **Lei Municipal nº 2.887/23**. Institui o Plano de mobilidade urbana do município de Pinhalzinho e dá outras providências. Pinhalzinho, SC: Prefeitura Municipal, 2023.

PINHALZINHO (SC). **Levantamento *in loco* sobre dados de idosos a nível municipal**. Pinhalzinho, SC: Secretaria Municipal de Saúde, 2024.

PINHALZINHO (SC). **Plano Municipal de Assistência Social (PMAS).** Pinhalzinho, SC: Secretaria Municipal de Assistência Social, 2021.

PINHALZINHO (SC). **Plano Municipal de Assistência Social.** Pinhalzinho, SC: Secretaria Municipal de Assistência Social, 2021. Disponível em: https://pinhalzinho.atende.net/cidadao/pagina/plano-mun-de-assist-social. Acesso em: maio 2024.

PINHALZINHO (SC). **Plano Municipal de Saúde 2022/2025.** Pinhalzinho, SC: Secretaria Municipal de Saúde, 2021. Disponível em: https://pinhalzinho.atende.net/subportal/secretaria-da-saude. Acesso em: abr. 2024.

PINHALZINHO (SC). **Plano Municipal de Saúde.** Pinhalzinho, SC: Secretaria Municipal de Saúde, 2021.

SANTARÉM, J. M. **Musculação em todas as idades.** São Paulo: Manole, 2012.

SANTOS, A. **Plano de ação internacional contra o envelhecimento.** Tradução de Arlene Santos. Brasília: Secretaria Especial dos Direitos Humanos, 2003.

SOUZA, D. B. G. *et al.* Influência comportamental do idoso frente ao processo de senescência e senilidade. **Rev Bras Interd Saúde**, p.1-6, 2021.

VERBRUGGE, L. M.; JETTE, A. M. The disablement process. **Soc Sci Med**, [*s. l.*], v. 38, n. 1, p. 1-14, 1994.

VIANNA, M. L. W. **Reforma da previdência**: contexto atual, pós verdade e catástrofe. Rio de Janeiro: Centro de Estudos Estratégicos: Fundação Oswaldo Cruz, 2017. (Futuros do Brasil).

YIN, R. K. **Estudo de caso**: planejamento e métodos. 5. ed. Porto Alegre: Bookman, 2015.